新时代公民健康素养丛书

东部战区疾病预防控制中心
南京市第一医院 联合出品
西藏军区疾病预防控制中心

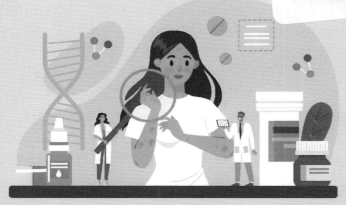

常见皮肤病防治与自我保健

主编 曹勇平 陈文琦 张锦海

苏州大学出版社
Soochow University Press

图书在版编目（CIP）数据

常见皮肤病防治与自我保健 / 曹勇平，陈文琦，张锦海主编. -- 苏州：苏州大学出版社，2024.12.
（新时代公民健康素养丛书）. -- ISBN 978-7-5672-5073-4

Ⅰ. R751

中国国家版本馆 CIP 数据核字第 202462N71V 号

书　　名：	常见皮肤病防治与自我保健 Changjian Pifubing Fangzhi Yu Ziwo Baojian
主　　编：	曹勇平　陈文琦　张锦海
责任编辑：	赵晓嬿
装帧设计：	刘　俊
出版发行：	苏州大学出版社（Soochow University Press）
社　　址：	苏州市十梓街 1 号　邮编：215006
印　　刷：	苏州市越洋印刷有限公司
邮购热线：	0512-67480030
销售热线：	0512-67481020
开　　本：	718 mm×1 000 mm　1/16　印张：12.25　字数：220 千
版　　次：	2024 年 12 月第 1 版
印　　次：	2024 年 12 月第 1 次印刷
书　　号：	ISBN 978-7-5672-5073-4
定　　价：	48.00 元

图书若有印装错误，本社负责调换
苏州大学出版社营销部　电话：0512-67481020
苏州大学出版社网址　http://www.sudapress.com
苏州大学出版社邮箱　sdcbs@suda.edu.cn

本书编写组

主　　编　曹勇平　陈文琦　张锦海
副 主 编　李国凯　张晓荣　刘彩霞　孙　冬
编　　者　（按姓氏笔画排序）

　　　　　　万昊悦　马　斐　任子宁　刘彩霞
　　　　　　米　娜　孙　冬　李　帅　李国凯
　　　　　　杨　莉　肖文文　何　群　何　蕾
　　　　　　张乐天　张兴虎　张昕博　张荣华
　　　　　　张晓荣　张锦海　陈　艳　陈文琦
　　　　　　陈奕鹤　罗　烨　罗正汉　姜　媛
　　　　　　曹丽莉　曹勇平　潘　敏　戴　洁

前言

皮肤作为人体最大的器官，既是抵御外界侵害的第一道屏障，也是反映内在健康的重要"窗口"。现代社会由于人们精神压力普遍较大，加上环境污染、化妆品的不当使用等多重刺激因素，皮肤疾病成为困扰大众健康的常见问题。我国每年约有 1.5 亿人患皮肤病，且数量逐年攀升。皮肤疾病不仅影响患者的生活质量，还可能引发心理和社会问题，如瘙痒、疼痛等症状常导致睡眠障碍和情绪焦虑。军队人员由于任务环境的特殊性，属于皮肤疾病高发人群。根据我们的一项问卷调查，部队皮肤病的总体发生率达到 59.13%。而战争环境下尤为高发，如二战时美军驻西南太平洋部队中，皮肤病患者占到就诊人数的 75%，造成大量非战斗减员。因此，预防和早期干预显得尤为重要。科学预防、正确识别和妥善处理皮肤病，既是大众和官兵的迫切需求，也是医学工作者肩负的责任。

为了提高公众对于皮肤疾病的认识和健康保健素养，东部战区疾病预防控制中心与南京市第一医院皮肤科陈文琦主任团队通力合作，结合临床诊疗经验与公共卫生防控视角，创作编写了这本《常见皮肤病防治与自我保健》。全书以"贴近需求、注重实用、科学严谨"为宗旨，力求用通俗易懂的语言，将专业性极强的皮肤医学知识转化为大众可理解、可操作的健康指南。本书分上、中、下三篇。上篇"常见皮肤病"重点介绍皮肤防护、保健美容的基础知识与常见病、多发病，通过大量的知识问答，解答患者常见疑问，力求增加可读性；中篇"特殊环境皮肤病"主要针对军人、户外工作者及旅行爱好者，着重讲解丛林湿热、高原强紫外线、严寒干燥等极端环境中皮肤问题的应对策略；下篇"漫谈皮肤病热点"则以不拘一格的文风，对脱发、头皮屑、春季过敏等公众普遍关注的皮肤热点问题进行科普，破除公众认识误区。本书在编写过程中，所有内容均以国内外最新诊疗指南为依据，经多学科专家审校。同时，我们还针对网络时代阅读的新特点，增设了"拓展阅读"板块，读者可以通过手机扫码轻松"悦"读，增加了便利性和趣味性。本书的成稿凝聚了多个领域专家的智慧，同时得到了东部战区疾病预防控制中心、南京市第一医院和西藏军区疾病预防控制中心等单位的支持，在此一并表示感谢。

健康皮肤，关乎每个人的自信与幸福。希望这本书能成为您家庭健康书架上的一份实用指南，帮助您远离皮肤困扰，拥抱健康生活。书中若有疏漏之处，恳请读者与同行不吝指正，我们将持续完善，为公众皮肤健康保驾护航。

编者

2024 年冬

目 录

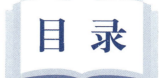

上篇　常见皮肤病 ………………………………………… 1

第一章　认识我们的皮肤 …………………………………… 3
一、皮肤作用知多少 …………………………………… 3
二、皮肤的构造 ………………………………………… 4
三、皮肤病常见症状 …………………………………… 11
四、皮肤的日常保健 …………………………………… 15

第二章　感染性皮肤病 ……………………………………… 27
一、带状疱疹 …………………………………………… 27
二、癣 …………………………………………………… 30
三、疣 …………………………………………………… 36
四、疥疮 ………………………………………………… 39
五、毛囊炎、疖 ………………………………………… 41

第三章　湿疹、皮炎、荨麻疹及瘙痒性皮肤病 …………… 44
一、湿疹 ………………………………………………… 44
二、接触性皮炎 ………………………………………… 49
三、神经性皮炎 ………………………………………… 54
四、荨麻疹 ……………………………………………… 57
五、瘙痒症 ……………………………………………… 62
六、痒疹 ………………………………………………… 65

第四章　红斑性和色素性皮肤病 …………………………… 69
一、银屑病 ……………………………………………… 69
二、扁平苔藓 …………………………………………… 76

三、白癜风 ··· 78

第五章　皮肤附属器疾病 ·· 82
　　一、脂溢性皮炎 ··· 82
　　二、痤疮 ··· 84
　　三、斑秃 ··· 89

第六章　性传播疾病 ·· 93
　　一、梅毒 ··· 93
　　二、淋病 ··· 98
　　三、尖锐湿疣 ··· 103
　　四、生殖器疱疹 ··· 106

中篇　特殊环境皮肤病 ·· 111

第七章　野外丛林虫咬皮炎 ··· 113
　　一、隐翅虫皮炎 ··· 113
　　二、蜂螫伤 ··· 114
　　三、蝎螫伤 ··· 117
　　四、毛虫皮炎 ··· 118
　　五、水蛭咬伤 ··· 120

第八章　高原环境皮肤病 ··· 122
　　一、日光性皮炎 ··· 122
　　二、手足皲裂 ··· 123
　　三、高原红 ··· 125

第九章　高热、寒冷环境皮肤病 ······································· 127
　　一、痱子 ··· 127
　　二、阴囊湿疹 ··· 128
　　三、冻疮 ··· 129

下篇　漫谈皮肤病热点 ··· 133

第十章　四季皮肤病防治 ··· 135
　　一、过敏知时节，当春乃发生 ······································· 135
　　二、一句诗应对夏令皮肤病 ··· 138

三、"秃"然入秋，莫愁云鬓改 …… 142
四、凛冬已至，"皮肤刺客"来袭 …… 143

第十一章 应对皮肤烦恼问题 …… 147
一、头顶为何"雪花飘"？ …… 147
二、拯救发际线是"头"等大事 …… 149
三、朝如青丝暮成雪，少白头如何攻关？ …… 151
四、色素痣：观察还是治疗？ …… 152
五、告别狐臭，夏日"腋"来香 …… 154

第十二章 美丽词典 …… 156
一、化妆品：要美丽不要伤害 …… 156
二、不同肤质防晒指南 …… 159
三、春季护肤攻略 …… 161

第十三章 加速康复有方法 …… 164
一、"忌口"与"发物" …… 164
二、皮肤病物理治疗及术后注意事项 …… 166
三、治疗皮肤病须从"心"开始 …… 168

第十四章 "此处危险"不得不防 …… 172
一、旅游出差时如何预防性病？ …… 172
二、警惕皮肤恶性肿瘤早期表现 …… 174
三、认识药疹及其防治 …… 176
四、冷眼看待皮肤病医疗广告 …… 178
五、家庭常备皮肤病用药 …… 180

参考文献 …… 183

上篇 常见皮肤病

第一章　认识我们的皮肤

一、皮肤作用知多少

皮肤是人体最大的器官，成年人的皮肤总面积为 1.5~2.2 平方米，总重量约为体重的 16%。皮肤像一件严实而天然的衣服覆盖全身，不仅是人体的第一道防线，具有防护和免疫功能，而且具有感觉、调节体温、分泌、排泄、吸收及代谢功能。同时，皮肤还是健康的一面"镜子"，人体的异常情况早期大都可以表现在皮肤上，如过敏反应、内分泌失调、肝肾病、营养不良等引起的变化。皮肤的具体功能体现在以下几个方面。

1. 皮肤是"保安员"

皮肤坚韧、有弹性，对来自外界的摩擦、挤压、冲撞等有一定的缓冲和防护能力。皮肤能保护身体不受外环境有害物质的侵犯。皮肤表面呈弱酸性，不利于病原微生物的生长繁殖，可抵御病菌侵袭；皮肤分泌的皮脂膜，可防止有害化学物质进入机体，避免过多的水分蒸发或渗入皮内；皮肤的角质层及黑色素细胞能吸收部分光线，抵御紫外线、弱电流等物理性损害。皮肤免疫系统可"围歼"趁虚而入的某些有害化学物质和微生物，制造与入侵微生物针锋相对的抗体，使其"在劫难逃"。

2. 皮肤是"哨兵"

皮肤内遍布触觉、痛觉、冷觉、热觉、压觉和痒觉等神经末梢和触觉小体，使人体具有多种感觉，从而起到监测外界各种刺激的传感器的作用。这不仅使人体对外界环境的改变及时作出反应，而且可以防止有害因素的伤害。例如，皮肤一接触滚烫的炉子，人瞬间就有剧痛感觉，会立即避开以防止皮肤烫伤，同时通过神经传导启动情绪、心血管与呼吸等方面的防御保护反应。

3. 皮肤是"空调器"

皮肤是体温调控机制的重要组成部分。当皮肤温度低于 30 ℃时，皮肤内的冷热感受器将信号传递给大脑的体温调节中枢，通过皮肤血管收缩、立毛、寒战、排汗减少等形式来保持体温；当皮肤温度超过 30 ℃时，皮肤血流量增加并出汗，通过辐射、对流、传导、蒸发等形式发散热量。

4. 皮肤是物质进出的"口岸"

一方面，皮肤具有分泌和排泄功能，主要是通过小汗腺分泌汗液、大汗腺分泌含蛋白质的液体、皮脂腺排泄皮脂进行的。另一方面，皮肤具有吸收外界物质的能力，这种吸收是通过角质层、毛囊、皮脂腺和汗管来完成的，称为经皮吸收或渗透，这对维护身体健康是必不可少的，也是皮肤科外用药物治疗皮肤病的生理基础。

5. 皮肤是人体最美的"天然外衣"

黄种人的健康皮肤一般白里透红、隐约微黄、富有光泽和弹性，脸颈等部位毛孔不明显、少皱纹、少有油腻感、较为细嫩并具有正常功能。反之，如果一个人的皮肤粗涩、萎黄、干燥、发皱，毛孔很大，形似橘皮，或毛发干枯、指甲变形，或浑身有红斑、疖肿，就像给身体罩上了一件肮脏破旧的外衣，也就谈不上什么健美了。

二、皮肤的构造

皮肤主要由三部分组成，由外到内分别是表皮、真皮和皮下组织（图1-1），并借皮下组织与人体深部组织相连。皮肤中还有毛发、毛囊、皮脂腺、汗腺和指（趾）甲等皮肤附属器，以及丰富的神经、血管及脂肪组织等。

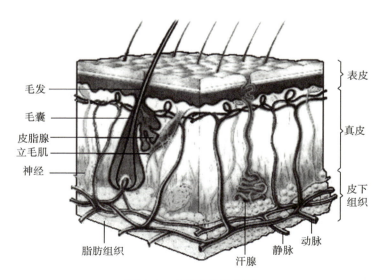

图1-1　皮肤结构模式图

皮肤的厚度随年龄、部位、性别、职业不同而异。皮肤最厚的部位是手掌、足底、枕部，厚度可达3~4毫米，对摩擦有较强的耐受力，起到保护作用；人的面部皮肤较薄，尤以眼睑部最薄，只有0.4毫米左右，有利于睁眼、闭眼和眼球转动，但易产生皱纹（如鱼尾纹），并且皱纹随年龄增长不断加深，眼部也易水肿（可由夜间睡眠不好、皮肤过敏、肾炎等引起）；外阴部、包皮和乳房皮肤也较薄，以适应这些部位特需的敏感度。

（一）表皮

表皮在皮肤的最外层，含角质形成细胞（占80%以上）和黑色素细胞等。表皮的外层是由已死亡的角质形成细胞所组成的角质层（一般有5~10层，手掌和足底可有40~50层），具有韧性和弹性，对物理因素和酸、碱等均有一定防护作用，但易脱落成为皮屑，俗称"脱皮"。正常情况下约一半角质形成细胞处于分裂（更新）状态，产生新的细胞，由下而上移行至体表再到脱离一般需28天，所以正常表皮更新时间约为28天。

表皮内的黑色素细胞分泌产生的黑色素起到遮挡和反射光线、保护深部组织免受辐射损伤的作用。如果日照加强，日光中的紫外线就会促使黑色素细胞产生大量黑色素，从而使皮肤颜色加深，甚至呈棕黑或古铜色，这是皮肤对紫外线损伤的自我保护反应。黑色素形成可使皮肤角质层增厚，增强皮肤的防御能力，且可吸收有害的紫外线，并迅速将其转换成无害的热量，刺激汗腺分泌，从而保障生物体的生存。但反复或过度的紫外线照射，如经常进行日光浴，可能引发严重的皮肤损害，甚至皮肤癌，如黑色素瘤等。

黑色素细胞的代谢若受到破坏或抑制，会产生一些疾病，如白癜风、白化病等。黑色素合成过程的关键酶为酪氨酸酶，其活性受铜、锌等微量元素影响，因此面部有白斑的白癜风患者宜多吃一些含有酪氨酸和矿物质的食物，以及铜元素含量丰富的食物。

【用搓澡巾搓澡好吗？】

不少人喜欢在洗澡时用搓澡巾用力擦洗皮肤，认为这样才能洗掉皮肤上的污垢，并视之为讲卫生的好习惯。其实从皮肤生理结构的角度来看，如经常用搓澡巾，容易损伤皮肤角质层，甚至使尚未完全死亡、角化的角质细胞过早剥落；还会破坏皮肤表面的脂质膜，从而使皮肤的屏障保护作用大为减弱。这不仅易使皮肤遭受外界环境的各种损害，而且会大大增加皮肤水分丧失，加速皮肤老化。因此，不提倡频繁使用搓澡巾用力擦洗皮肤。

【皮肤吸收外界物质的特点与用药须知】

完整的皮肤对固体成分不易吸收，对粉剂和水剂微吸收，而对脂溶性物质（如羊毛脂、凡士林等）吸收较好。不同部位皮肤的角质层厚薄不同，较薄处吸收能力较强，吸收能力由强到弱为阴囊、前额、大腿屈侧、上臂屈侧、前臂、掌跖，且儿童、妇女的皮肤吸收能力较强，在使用外用药时需要留意。

皮肤损伤导致的角质层破坏可使损伤部位皮肤的吸收功能大大增强，因此在皮肤损伤面积较大时，若局部外用药物治疗，应注意药物过量吸收所引起的不良反应。例如，用硼酸溶液长期大面积湿敷患者皮炎的糜烂面，患者可因皮肤大量吸收硼酸溶液而死亡。环境温度升高或皮肤炎症，均可使皮肤血管扩张、血流速度增加，加快已进入组织的物质扩散，从而使皮肤吸收能力增强。此外，皮肤角质层的水合程度越高（含水量多），皮肤的吸收能力就越强。如局部用药且用塑料薄膜封包后，吸收系数会增加100倍，这就是由于封包阻止了局部汗液和水分的蒸发，角质层水合程度提高。临床上常用此法提高局部用药的疗效，但也应警惕药物过量吸收。

（二）真皮

真皮在表皮的下层，是皮肤中较厚、含水量最多的一个层面。真皮让皮肤富有延展性和弹性，即与皮肤的致密性、饱满度、松弛和起皱情况密切相关。

真皮以纤维成分为主，其中胶原纤维和弹性纤维互相交织，纤维之间填充"无定型物质"即基质，以及部分细胞如成纤维细胞等。如果说皮肤是一栋大楼，弹性纤维就是钢筋，而胶原纤维则是水泥。弹性纤维在皮肤真皮层中捆扎胶原纤维，以此赋予组织弹性和抗张力，这也是皮肤能够富有弹性的重要原因。而真皮内的成纤维细胞生产弹性纤维的能力在青春期或者成年早期（约25岁）达到顶峰，随后开始减弱，皮肤的老化随即逐渐发生。

真皮内的基质成分有玻璃酸（又称透明质酸）等。虽然玻璃酸在正常皮肤中含量很少，但由于其可以吸收自身重量500~1 000倍的水，所以在皮肤抗皱、抗老化方面具有重要意义。

真皮内还有神经、血管和皮肤附属器（如汗腺、皮脂腺、各种感受器）等，具有分泌汗液、皮脂，排泄代谢废物，调节体温，感受温觉、痛觉、触觉等作用。

【人体哪儿的触觉最灵敏？】

触觉是皮肤的基本感觉之一（其他五种感觉是痛觉、冷觉、温觉、压觉及痒觉）。皮肤表面散布触点，分布也不规则，一般指腹处最多，其次是头部，而小腿、背部及臀部较少。所以指腹的触觉最为灵敏，特别是食指指腹。若用线头接触皮肤不同部位，指腹会有明显的触觉，而小腿则几乎无触觉。因此，有人在打麻将时不用看牌也可以通过手指触摸知道是不是自己所需要的牌，而用两根相距0.5厘米的钝针触压背部皮肤却易被误认为是一个物体。

有研究表明，一般人手指可感觉到平均约13纳米幅度的差异（1纳米约是一根头发丝直径的六万分之一），这种感知物体表面细腻程度的能力是非常惊人的。

拓展阅读

少壮不更事，文过是非多

导读：古有岳母刺字，传为佳话；梁山好汉，刺配众多。现代的文身，更多地作为一种装饰、纪念或掩饰。文身又称刺花，指人为地把不溶性色素注入真皮，由于这些物质不能被组织细胞吞噬移除，而永远留驻在真皮内并产生异物反应，使皮肤显出永不消退的有色字画。常用的颜料有能使皮肤呈蓝色的靛蓝、呈红色的朱砂、呈绿色的铬绿、呈黑色的炭末，而呈青黑色的黑墨或墨汁则更为常用。然而，文身对未成年人的皮肤具有危害，且洗文身的治疗手段有相当的局限性。

扫码查看全文

（三）皮下组织

皮下组织在皮肤的最里层，主要成分是脂肪组织，也有血管和一些纤维，是表皮、真皮的厚实衬垫。其中，脂肪是人体的能量储存库，还能起到维持体温、缓冲压力等作用。皮下组织脂肪的厚薄，因个体、性别、年龄和身体部位不同而有很大差异，如腹部脂肪可厚达3厘米左右，而眼睑、手背、足背、阴茎等处脂肪则较薄。

（四）皮肤附属器

毛发、毛囊、皮脂腺、汗腺、指（趾）甲等均为皮肤附属器，它们出色地辅佐皮肤执行任务。

1. 毛发、毛囊

毛发遍及人体大多数部位，仅手掌、足底、唇红缘、生殖器某些部位等无毛发分布。毛发分为两种：硬毛和毳毛。硬毛粗硬，颜色较深，如头发、胡须、腋毛、眉毛、睫毛、鼻毛等。毳毛俗称汗毛、毫毛，色浅淡，质细软，主要见于面部、躯干和四肢。毛发有固定的生长周期，即经历生长期、退行期与休止期三个阶段，最后脱落并被新毛发代替。以头发为例，生长期平均为2~7年，1个月头发大约长1~1.5厘米，1年大约长10~20厘米，3~4年可生长50~60厘米；然后进入退行期，平均为2~3周；再进入休止期，平均为2~3个月。眉毛和睫毛的平均生长期较短，为1~2个月；休止期较长，为3~9个月，之后便自然脱落，所以一般无须打理。

梳头发时轻易掉落的头发，都是处于休止期的头发。一般人约有10万根头发，大约有1万根头发处于休止期即易脱落阶段，推算下来成人1天掉落70~100根头发是正常现象。也就是说，如果每天脱落的头发在100根以内，就不必顾虑，正常情况下有等量的头发再生。当头发脱落后，毛囊内又会有新的头发重新缓缓长出。一般认为毛囊的数量是具有先天性的，后天不能增加数量。自体毛囊移植是应用显微外科手术技术取出一部分健康的毛囊组织，经加工培养后按照自然的头发生长方向，移植于患者秃顶、脱发的部位。

在毛囊的稍下段有一束平滑肌，称为立毛肌，受交感神经支配。在精神紧张、感到寒冷及恐惧时，立毛肌收缩使毛发竖起直立，即形成所谓的"鸡皮疙瘩"，成语中常用"毛骨悚然""怒发冲冠"来形容。

【"千钧一发"有道理吗？】

头发的粗细不同，牵引力也不同。头发的平均强度为150克/根，与头发同样粗细的黄铜，强度为140克/根。成人一般有10万根头发，如果束在一起，强度可达到15吨，所以说"千钧一发"虽有些夸张，但也不无道理。不过头发虽然坚韧，却也容易受到伤害，如烫发可使头发的角质蛋白因高温变性而变脆，过度梳头（特别是用劣质梳子）易破坏毛发角质层，反而容易令头发断裂分叉。

2. 皮脂腺

皮脂腺分布广泛，尤以头皮、面部、胸、背及腋窝处较多。皮脂腺通常附着于毛囊侧壁中上段，立毛肌收缩可促进皮脂排放。皮脂腺分泌的皮脂在毛发和皮肤之间形成一层薄薄的保护膜，具有滋润皮肤、毛发和杀菌

上篇　常见皮肤病

作用，并有一定的屏障作用，能帮助表皮防水和阻止某些寄生虫穿入皮肤，还能给人体一种特别气味，新生儿可据此识别母亲。

皮脂腺位于真皮层内，通过腺导管将皮脂排至皮肤表面，由于腺导管短，螨虫常寄生在腺导管内。受雄激素影响，青春期皮脂腺分泌旺盛，如分泌过多堵塞腺导管，可引起附近区域炎症，发生痤疮即"青春痘"。

【为什么冬季皮肤容易瘙痒？】

皮脂腺的分泌与环境温度关系密切，环境温度上升时皮脂分泌量增加，而冬季皮脂分泌量随环境温度降低而减少，所以冬季皮肤干燥更为明显。如果经常反复烫洗皮肤，洗浴水温长期过高（如超过40℃）、洗浴时间过长，或使用不合适的洗浴用品，皮脂将会减少，从而大幅增加皮肤炎症的发病概率。四肢的皮脂腺较少，尤其是小腿伸侧最少，所以老年人下肢患冬季瘙痒症较为常见。

3. 汗腺

汗腺分小汗腺（外泌汗腺）和大汗腺（顶泌汗腺）两种。小汗腺除黏膜外几乎遍布全身，分泌的汗液可湿润皮肤，保持皮肤柔软、坚韧和光滑，也可排泄代谢产物，代替肾脏部分功能。药物、食物中的挥发性物质，都可通过汗液排泄。例如，吃大蒜后，不只是口腔有蒜味，汗液中也含有大蒜的挥发物质，身上会散发出大蒜的特殊气味。大汗腺主要分布于腋窝、乳晕、肛门、外阴、外耳道和眼皮等处，腺体直径约比小汗腺大10倍，分泌活动主要受体内激素影响，分泌物为无臭的黏稠乳状液，排出后如被毛囊和皮肤表面的细菌分解，可产生短链脂肪酸、氨和其他有臭味的物质，产生于腋部的话称为腋臭，可伴有腋窝色汗症（如白衬衫腋窝处被汗液染黄），多见于女青年。

根据刺激的种类，汗腺分泌可分为温热性出汗、味觉性出汗、精神性出汗。温热性出汗是由外界温度升高而引起的，通过出汗发散热量调节体温。味觉性出汗属于一种生理现象，如吃某些刺激性食物（如辣椒等）后引起的多汗。精神性出汗是由精神紧张、兴奋或痛觉刺激等所引起的，从受刺激到发汗只有数秒至20秒，常是手心先出汗（神经冲动传导至手掌小汗腺），所谓"手心捏了一把汗"，甚至"汗如雨下""汗流浃背"。

【大汗淋漓也可美容吗？】

出汗对健康很重要，而且也有很好的美容效果。健身房里，很多健身的人大汗淋漓，不仅身材健美，而且皮肤常常更加健康。一方面，汗液可补充皮肤角质层散失的水分，以保持角质层的正常含水量，使皮肤柔软、光滑、湿润、富有弹性；另一方面，汗液可与皮肤产生的皮脂结合，形成乳状的表皮脂质膜，对皮肤有良好的保护作用。

4. 指（趾）甲

指（趾）甲外露部分称为甲板，甲板之下的皮肤称为甲床。成年以后，指甲每周可长 1~1.4 毫米，趾甲生长速度相对较慢，为指甲的 1/3~1/2。所以拔甲后，指甲约需 100 天恢复原状，而趾甲则需 200~300 天恢复原状。大多数人过了 30 岁，指（趾）甲生长速度会减慢。

【指（趾）甲保养常识】

指（趾）甲可每周修剪 1 次以免藏污纳垢，但不要剪得太短，以免损伤甲床，约与指（趾）头前端对齐或略短一些即可，指（趾）甲前缘大约留下 1 毫米。一般不需要把指（趾）甲刻意修成弧形，不要剪入侧边指（趾）甲边缘，以避免指（趾）甲边的组织因失去阻力而向内侧靠近。指（趾）甲边的毛刺不要扯，而应细心修剪，以防止甲沟炎。要改正咬甲、啃甲、磨甲等不良习惯。平时穿前端较为宽松的鞋子。注意不要抠脚，甲癣是可以通过抠脚传染的。

此外，爱美甲的女性宜选择不含甲醛或丙酮的指甲油或亮光剂，且使用的次数最好不要超过 1 周 1 次，指（趾）甲油停留在指（趾）甲上的时间也不要超过 5 天。

【"人闲长指甲，心闲长头发"，真是这样吗？】

总是待在家里吃吃喝喝和睡觉，好像头发和指（趾）甲都比平时长得快了一些。精神状态对人体健康，尤其是指（趾）甲和头发这些表征的影响较明显。当人心情愉快时，指（趾）甲会变得光滑和富有光泽，长得也可能相对快些，这是因为身心愉悦能促进血液循环，使局部血流增多，给指（趾）甲提供更多的营养。

但医生提醒，指（趾）甲长得快，未必是好事，最需要注意的就是甲状腺功能亢进（甲亢）。患甲亢的人新陈代谢快，指（趾）甲也会长得快。另外，患先天性心脏病、帕金森病和妊娠期时，指（趾）甲一般也会长得快些；而患甲状腺功能低下、肾功能不全、糖尿病等疾病时，指（趾）甲的生长则会变慢。

三、皮肤病常见症状

皮肤病的症状即皮肤病的临床表现,是认识和诊断皮肤病的重要依据,可分为自觉症状与皮肤损害。

(一) 自觉症状

自觉症状是指患者主观感觉到的症状,主要表现为瘙痒、疼痛、蚁行感、烧灼感及麻木等,与皮肤病的性质、病情严重程度以及个体特异性(敏感性)有关,其中最常见的症状是瘙痒。

瘙痒是一种引人搔抓或摩擦的不适感,可轻可重,可持续亦可间断发作,可为全身瘙痒,亦可局限于某一部位。饮酒、情绪、气温变化、某些食物、搔抓或者摩擦,甚至某种暗示,均可使瘙痒发作或加重。反复搔抓皮肤可引起继发性皮肤损伤,甚至继发性感染。同一瘙痒性疾病,有些人表现为剧痒,有些人则表现为微痒。

瘙痒和痛觉关系密切,中医传统观点认为"痒为痛之渐,痛为痒之甚,痛能胜痒",而人们又常说"痛可忍,痒不可忍""痒不欲生"。某些皮肤病以痒为主,而另一些则以痛为主。人体对痛觉的敏感程度不同,所以疼痛的表现也是多种多样的,有灼痛、刺痛、割痛、跳痛、剧痛、钝痛或电击般闪痛。例如,患有以疼痛为主要症状的带状疱疹时,儿童很少有剧痛感,而老年人常疼痛难忍,甚至在带状疱疹痊愈后,仍遗留顽固性后遗症——神经痛。蚁行感、麻刺感可在某些神经障碍性、炎症性和感染性皮肤病中出现。需要注意的是,瘙痒不仅仅是皮肤病的表现,也可以是其他系统疾病的危险信号。除皮肤疾病外,内分泌、消化和泌尿系统疾病及肿瘤等均可产生皮肤瘙痒,且与本身系统疾病进展密切相关,常规止痒效果并不理想。

【勤洗澡或热水烫洗可以缓解瘙痒吗?】

不是所有人都适合勤洗澡。例如,皮肤干燥的老年人频繁洗澡可能会引发许多皮肤问题。由于皮肤瘙痒的患者可能存在皮肤干燥、脱屑,或红斑、丘疹、糜烂等皮损,其皮肤屏障已有不同程度损伤。若洗澡过勤,一方面会破坏皮脂、汗液的保护作用,进一步加重皮肤干燥;另一方面在洗澡中不自觉搔抓、搓洗,容易加重皮损,甚至导致局部皮肤感染。至于每周洗澡多少次合适,要结合个人身体情况、皮肤耐受能力,因时因地因人而异。

瘙痒症状严重时越抓越痒，部分患者发现采取热水烫洗的方法较搔抓而言更能缓解瘙痒，因为皮肤在热水烫洗时产生可耐受的疼痛，暂时抑制了瘙痒症状。然而，热水烫洗止痒犹如饮鸩止渴，不仅不能降低瘙痒发作的频率，反而使皮肤末梢神经感觉迟钝，表皮屏障功能受损，局部毛细血管扩张，从而导致炎症加重、皮肤干燥，使后续瘙痒更严重。

如果瘙痒难以缓解，应及时就诊，找出瘙痒原因，有的放矢，才是明智选择。

（二）皮肤损害

皮肤损害亦称皮疹，是指可看到或可触摸到的皮肤黏膜病变，是皮肤病的客观表现，也是诊断皮肤病的主要依据。皮肤损害分为原发性损害和继发性损害两大类。

1. 原发性损害

原发性损害是指由病变直接引起的皮肤表现，或者说是皮肤病在发生、发展过程中的初期损害。它是病情的最直接信号，包括斑疹、丘疹、斑块、风团、水疱、脓疱、结节和囊肿等。

（1）看得见、摸不着的斑疹：斑疹为局限性的皮肤颜色改变，损害与周围皮肤平齐，既不凸起，也不凹下，大小不一，形状不定。斑疹直径一般小于2厘米，而直径大于2厘米时则称为斑片。斑疹和斑片均可分为红斑、色素沉着斑、色素脱失（或减退）斑及出血斑等。其中，色素沉着斑、色素脱失（或减退）斑由色素增加、减少（或消失）所致，压之均不消失，如黄褐斑、白癜风和花斑癣。

（2）高出皮面、较小的丘疹：丘疹为局限性、充实、隆起的浅表损害，顾名思义就像平原上的小丘陵一样。丘疹直径一般小于1厘米。病变通常处于表皮或真皮浅层，一般由炎性渗出或组织增生所致。介于斑疹和丘疹之间，稍隆起的损害称为斑丘疹。丘疹顶部有较小水疱时称丘疱疹。丘疹顶部有较小脓疱时称丘脓疱疹。

（3）扁平隆起、较大的斑块：斑块为直径大于1厘米的扁平、隆起的浅表性损害，多为丘疹扩大或较多丘疹融合而成。斑块呈圆形或不规则形，中央可有凹陷，见于银屑病、盘状红斑狼疮等。

（4）"一阵风掠过"的风团：风团为暂时性、隆起的皮肤损害，迅速出现又迅速消失，此起彼伏，游走不定，常伴有剧痒，消退后不留痕迹，俗称"风疙瘩"。风团一般大小不一，形态不规则，呈红色或苍白色，周围常有红晕，由真皮浅层急性水肿引起，一般经数小时即消退，如荨麻疹。

（5）高出皮面、内含液体的水疱：水疱为高出皮面、内含液体的局限性腔隙性损害，直径一般小于 1 厘米。大于 1 厘米者称为大疱。含有血液时呈红或深红色，称为血疱。

（6）内含脓液的脓疱：脓疱即含有脓液的水疱，可由细菌（如脓疱疮）或非感染性炎症（如脓疱型银屑病）引起。疱液可浑浊、稀薄或浓稠，皮损周围可有红晕。水疱继发感染后形成的脓疱为继发性皮损。

（7）实质性、位置较深的结节：结节为局限性的圆形或椭圆形、实质性、深在性的皮肤损害，约黄豆至核桃大小，可稍高出皮面，亦可不隆出，须按压（触诊）才能查出，触摸其有一定硬度，较大者称为肿块。结节一般可被吸收从而消退，亦可破溃形成溃疡，愈后形成瘢痕。

结节应与丘疹区分，其病变位置比丘疹深，体积比丘疹大。对于突然出现、不易推动、疼痛明显、摸之粗糙、增长迅速的皮下结节要高度警惕，其可由肿瘤组织引起。

（8）位置较深、有囊性感的囊肿：囊肿为含有液体或黏稠物及细胞成分的囊样皮损，一般位于真皮或更深位置，可隆起于皮面或仅可触及，外观呈圆形或椭圆形，触之有囊性感，大小不等，包括皮脂腺囊肿、毛鞘囊肿、表皮囊肿、多发性脂囊瘤等。

2. 继发性损害

继发性损害可由原发性损害演变而来，或因搔抓、感染、创伤、烫洗、外用药、治疗不当等使原发性损害转变而起。继发性损害包括鳞屑、浸渍、糜烂、溃疡、裂隙、抓痕、痂、瘢痕、苔藓样变、萎缩等。

（1）如糠秕般掉落的鳞屑：鳞屑为皮肤上脱落或即将脱落的角质层，表现为大小、厚薄及形态不一的干燥碎片。鳞屑一般呈糠秕状，如花斑癣等，而在银屑病中可呈云母状或蛎壳状，在剥脱性皮炎及猩红热中可呈大片状。

（2）松软、发白、起皱的浸渍：表皮角质层吸收较多水分使皮肤变软变白，甚至起皱的状态称为浸渍。浸渍常见于长时间浸水或处于潮湿状态的皮肤部位，如湿敷较久处、指（趾）缝等皱褶处。浸渍处皮肤摩擦后易脱落或继发感染。

（3）表皮脱落、露出红色湿润面的糜烂：糜烂为局限性的表皮或黏膜上皮脱落、缺损形成的红色湿润创面，常由水疱、脓疱破裂或浸渍处皮肤脱落所致。糜烂因损害较表浅，故愈合较快，愈后一般不留瘢痕。

（4）创面较深的溃疡：溃疡为皮肤或黏膜缺损形成的局限性创面，可深达真皮或更深位置，大小不一，底部可有坏死组织附着。溃疡边缘陡直、倾斜或高于正常皮肤，可由感染、损伤、肿瘤坏死、血管炎等造成的循环障碍引起。溃疡因损害常达皮肤底层细胞（基底细胞），故愈合较慢且愈后留有瘢痕。

（5）线条状裂口的裂隙：裂隙亦称皲裂，为线条状的皮肤裂口，可深达真皮，常伴有疼痛和出血。皮肤炎症、角质层过度增厚或皮肤干燥等会导致皮肤弹性降低、脆性增加，牵拉时易引起裂隙。裂隙好发于掌跖、指（趾）关节、口角、乳房下部、肛周等处。

（6）点状、线状的抓痕：抓痕亦称表皮抓破或表皮剥脱，为搔抓、划破或摩擦等外伤所致的表皮或达到真皮浅层的缺损，呈点状、线状或断续的线状，常见于各种瘙痒性皮肤病。皮损表面可有渗出、血痂或脱屑，若搔抓损伤较浅则愈后不留痕迹。

（7）干涸凝结、附着于创面的痂：痂为创面上浆液、脓液、血液、脱落组织、药物及细菌等混合干涸而成的附着物，可薄可厚，质地可柔软可脆硬，附着于创面。由脓性渗出物形成的痂呈绿色或黄绿色，称脓痂；主要由血液形成的痂呈棕色或暗红色，称血痂。

（8）光滑无毛的瘢痕：瘢痕为真皮或真皮以下深部组织损伤或病变后，由新生结缔组织修复而成，表面光滑，失去正常皮肤纹理，缺乏弹性及毛发等附属器。较周围正常皮肤表面低凹者为萎缩性瘢痕（如红斑狼疮、陈旧性瘢痕），高于皮肤表面者为增生性瘢痕（如烧伤性瘢痕）。

> **拓展阅读**
>
> ### 赶紧下"瘢"，来去无"痕"——瘢痕的综合治疗
>
> **一、什么是瘢痕**
> 伤口愈合过程中，各种原因导致胶原的代谢平衡被破坏，即可形成病理性瘢痕。瘢痕可给患者带来心理和生理上的不适甚至痛苦，是皮肤科常见的疾病。
>
> **二、瘢痕的分类**
> 根据形态的不同，瘢痕可分为增生性瘢痕、瘢痕疙瘩、萎缩性瘢痕和瘢痕癌。
>
> **三、瘢痕的防治**
> 瘢痕防治要遵循早期干预、联合治疗、充分治疗的原则。

扫码查看全文

上篇　常见皮肤病

> 四、瘢痕的治疗方法
> 临床常用的瘢痕治疗方法包括外用制剂、局部注射、物理治疗、手术治疗、光电治疗等。推荐采用综合治疗方案序贯治疗。
> 五、瘢痕的光电治疗
> 临床用于皮肤瘢痕的光电治疗主要分为祛红和修复两大类。

（9）粗糙增厚如牛皮的苔藓样变：苔藓样变为反复搔抓、不断摩擦导致的皮肤局限性粗糙增厚，表面粗糙，干燥脱屑，硬如牛皮，边缘清楚。苔藓样变见于慢性瘙痒性皮肤病（如慢性湿疹、神经性皮炎等），常伴剧痒。

（10）变薄、半透明如羊皮纸样或局部凹陷的萎缩：萎缩为表皮厚度降低或真皮和皮下结缔组织减少所致。表皮萎缩表现为皮肤变薄、呈半透明状，表面有细皱纹、呈羊皮纸样，正常皮沟变浅或消失；真皮萎缩表现为局部皮肤凹陷，表面纹理正常，毛发可能变细或消失；皮下组织萎缩表现为皮下脂肪组织减少所致的明显凹陷。

需要注意的是，皮肤的原发性损害和继发性损害有时不能截然分开，如脓疱可为原发性损害，但也可继发于丘疹或水疱。某些外伤也可以一开始就有糜烂、溃疡等。同一皮疹可由两种或两种以上损害类型组成，如虫咬后风团与水疱共存、脓疖由结节和脓疱合并等。另外，皮肤上有些肉眼可见的变化不能算皮疹，如水肿、皮肤松弛等。

【得了哪些疾病应去看皮肤科医生？】

一句话：凡是皮肤、黏膜、指（趾）甲、毛发及性传播疾病，能够看到、摸到或感觉到的皮肤斑疹、丘疹、结节、水疱、风团、鳞屑、糜烂、溃疡、裂隙、赘生物、萎缩、苔藓样变等，以及自感瘙痒、麻木、疼痛等，就应去正规医院皮肤科进行检查、诊断和治疗。自行用药、使用网络偏方等非正规治疗，以及到某些非正规专科医院就诊等，常常会延误病情。

四、皮肤的日常保健

健康的皮肤不仅能完成复杂的生理功能，还能直接体现人体美感，使人容光焕发，富有活力，可以说是衡量一个人健康的重要标准之一。然而，即使是同龄人，皮肤也往往存在很大差异，有的人看起来比实际年龄要年轻，而有的人则相反，这和是否重视皮肤保健和保养有密切的关系。

(一) 皮肤的类型

自知者明。要想保护好自己的皮肤,就得先清楚自己的皮肤属于哪一种类型,然后根据各种类型皮肤的特点,科学地进行皮肤的保健或使用化妆品进行美容。一般根据皮肤皮脂分泌状况、含水量、pH(酸碱度指标)以及对外界刺激的反应性,将皮肤分为五种类型。

1. 干性皮肤

干性皮肤又称干燥型皮肤,皮脂分泌量少,角质层含水量低于10%,pH>6.5,多略偏碱性。此类皮肤干燥,皮纹细,毛孔不明显,肤色多为洁白或白中透红,皮肤较细嫩但缺乏弹性和光泽,不够柔软光滑,易出现皮屑,洗脸后有紧绷感。干性皮肤虽不易生痤疮,但受外界环境刺激后,如风吹日晒等,会出现潮红,甚至灼痛。干性皮肤者在环境变化和情绪波动时易出现皱纹,尤其是眼周、嘴角等处,冬季易发生皲裂。干性皮肤既与先天遗传因素有关,也与经常风吹日晒或使用碱性洗涤剂过多有关。

干性皮肤者平时宜保持营养均衡的饮食,多喝牛奶,多吃鸡蛋、猪肝、黄油、鱼类、香菇、南瓜及新鲜水果等食物。注意补充水分,多喝水,特别是在秋冬季节。平时可选用油脂含量高的护肤品,防止皮肤干燥脱屑,有利于保护皮肤及延缓衰老。

2. 中性皮肤

中性皮肤亦称普通型皮肤,为健康理想的皮肤类型。皮脂分泌通畅且量适中,角质层含水量适中,为20%左右,pH为4.5~6.5。此类皮肤表面光滑细嫩,不干燥,不油腻,有弹性,对外界刺激适应性较强。

中性是皮肤的最佳状态,一般说来不需要特别的护理。但中性皮肤易受季节变化的影响,夏天较油腻(趋于油性),冬季较干燥(趋于干性),所以应根据季节来选择保湿或抑制油脂的产品。可适当补充维生素A、维生素C、维生素E、维生素B_2等必需营养素。中性皮肤者同样需要做好户外保护工作,如外出时防晒、防燥、防冻、防风沙等。

3. 油性皮肤

油性皮肤亦称多脂型皮肤,多见于中青年及肥胖者,因人体皮脂腺分泌旺盛而产生,角质层含水量为20%左右,pH<4.5(偏酸性)。此类皮肤外观油腻发亮,毛孔粗大,易黏附灰尘,不易清洁,有影响美观的油光,肤色往往较深,但弹性好,不易起皱纹,对外界刺激一般不敏感,且不易出现衰老现象。油性皮肤者多与雄激素分泌旺盛、偏食高脂食物及香浓调味品有关,易患痤疮、脂溢性皮炎等皮肤病。

补水保湿对油性皮肤的护理是至关重要的，是控油的关键。还要注意保持皮肤的清洁，一天洗脸至少两次，可选用性质较温和的洗面乳，水温最好在20℃左右。油性皮肤化妆不宜过浓，当面部出现感染、痤疮等问题时，要及早治疗，以免损害扩大，愈后留下瘢痕及色素沉着。油性皮肤者在饮食方面也要注意，应以清淡为宜，多吃蔬菜、水果，多喝水，保持大便通畅，少吃油腻食物、甜食和刺激性食品，不喝浓咖啡或过量饮酒，以减轻皮肤油脂的分泌。

4. 混合性皮肤

混合性皮肤兼有油性皮肤与干性皮肤的共同特性。混合性皮肤者额部、鼻部、口周、下颌部位（面部"T"字区）多表现出油性肌肤的特性，即油脂分泌旺盛，皮肤油腻、纹理粗、毛孔粗大，易出现小的痤疮；而脸颊部位主要表现出干性皮肤的特性，常出现皮肤缺水的情况，即皮脂分泌较少，皮肤干燥、角质层含水量低，无光泽，弹性差，易衰老、产生皱纹，有时伴有毛细血管扩张症。

除了一些人是天生的混合性皮肤，还有一部分人是由油性皮肤演变而来以外，其他混合性皮肤者多因护理不当及滥用化妆品所致。也有少部分人以前是中性皮肤或干性皮肤，随着年龄、环境等变化而变成混合性皮肤。

混合性皮肤应根据季节和皮肤特点变换使用护肤品。秋冬或油脂分泌较少时，选用油脂性较强的护肤品；春夏或油脂分泌较多时，要用含水量多、含油脂少的护肤品。可采用分区护理方式，根据面部不同部位的情况使用不同的护肤品。在洁面时，可考虑采用冷热水交替洗脸，先用温热水将面部"T"字区清洗干净，再用冷水将整个面部清洁干净。

5. 敏感性皮肤

敏感性皮肤也称过敏性皮肤，多见于过敏体质者。皮肤外观正常或伴有轻度的脱屑、红斑和干燥，面部容易潮红。皮肤对外界刺激的反应性较强，对冷、热、紫外线、化妆品甚至风等均较敏感，易出现红斑、丘疹和瘙痒等表现。敏感性皮肤者使用化妆品常会引起皮肤过敏、红肿发痒，个别甚至反应剧烈、产生刺痛。

敏感性皮肤者尽可能使用成分简单、少含或不含致敏物和刺激物的化妆品。日常皮肤护理时注意三个基本原则：使用温和、无刺激成分的清洗剂和保湿剂；保持皮肤有维持健康角质层功能的水分；补充皮肤油脂以加固皮肤屏障。一般来说，不建议盲目地去商店买各种化妆品来试，而是应由皮肤科医生开出处方，提供针对性的护肤建议，必要时遵医嘱使用专业的医学护肤品（产品经过规范临床试验证明无刺激、低过敏性）。

【某些化妆品商场的皮肤检测仪是否可靠？怎样判断自己的皮肤类型？】

判断皮肤类型，主要有两种方法：一是通过皮肤检测仪检测，快速知道皮肤类型；二是通过肉眼对皮肤进行观察，根据经验判断皮肤类型。

皮肤检测仪对于皮肤类型的判断基本还是可信的，但参数设定等会影响最终数值。例如，化妆品商场或某些专科医院出于商业目的，可能会私自调整皮肤检测仪参数，此时就不能迷信机器，尤其不能被检测结果吓到。另外，皮肤检测仪最好只作为参考，因为它只是检测皮肤当时的状态，而皮肤的性质会随着身体状况、天气、地域、年龄等因素的变化而变化。

通过经验判定皮肤类型，主要观察毛孔大小、油脂分泌量及皮肤光泽度、弹性、是否容易过敏等。判断油脂分泌量的办法很多，如擦拭法，或称纸巾测试法，即在晚上清洁面部后，不涂任何护肤品，第二天起床后用干净的纸巾轻按额部、脸颊、鼻翼及下颌等处，再根据面部不同部位油迹的状况，判断这个部位皮肤的性质。若纸巾见大片油迹，呈透明状，为油性皮肤；若纸巾上基本不沾油迹或仅有星星点点的油迹，为干性皮肤；若纸巾上油迹面积不大，呈微透明状，为中性皮肤。毛孔大小也是一个重要的参考，如果毛孔粗大，属于油性皮肤或者混合性皮肤的可能性就比较大；如果毛孔细小，属于干性或中性皮肤的可能性就比较大。

拓展阅读

这类群体遭遇皮肤过敏问题，千万不能急！

导读：春季来临，随着气温的迅速攀升，又到了柳絮纷飞、梧桐絮乱舞的时节，加上各种花粉、尘螨和各类微生物的出现，不少人出现皮肤过敏现象。在常见的五种肤质中，敏感性皮肤人群是过敏现象的高发群体。这主要是因为敏感性皮肤的屏障功能不完善，耐受程度低，易受外界的影响，因此容易出现过敏现象。如何区分皮肤敏感和皮肤过敏？敏感性皮肤者发生过敏后如何分三步走？

扫码查看全文

（二）影响皮肤健康的因素

1. 皮脂膜

皮脂膜是覆盖于皮肤表面，由皮脂、汗液、表皮细胞分泌物互相乳化

上篇　常见皮肤病

而形成的半透明乳状薄膜，呈弱酸性。皮脂膜除防止皮肤因水分丢失而干裂外，还可阻止外界有害物质进入皮肤，并具有抗感染、抑制细菌在皮肤表面生长与自我净化的作用，是皮肤的"保护墙"，也是天然的"保湿霜"。皮脂膜的厚度、性质，受年龄、性别、健康状况、环境和清洁情况等因素影响：一般青年皮脂膜较厚，老年人皮脂膜明显变薄；一般同龄人中男性比女性皮脂分泌多，黑人比白人皮脂分泌多；冬季皮脂膜比夏季薄，因此冬季皮肤较干燥，易发生皮肤皲裂及瘙痒。

【皮脂膜四大"杀手"】

1. 过度清洁。频繁洗脸，特别是使用含碱性成分的清洁品，易破坏肌肤的酸碱平衡，导致细菌进入机体及水分流失；过多的皮脂被破坏，反而会刺激皮脂腺的分泌，这对油脂分泌旺盛、容易长青春痘的人群来说，更是雪上加霜。

2. 经常去角质。如果不是油性皮肤，一周一次去角质护理就足够了，千万别过度去角质，否则会削弱皮肤的抵御能力，当心皮肤过敏，产生红血丝，反而得不偿失。

3. 干冷。在冬季干燥寒冷的气候下，由于皮脂、汗液的分泌量减少，皮脂膜往往处于"漏洞百出"的不完整状态，水分从"漏洞"中不断蒸发，此时应多做保湿。

4. 紫外线。皮脂膜具有一定的防御紫外线的能力。但过度照射紫外线，以及在干冷的季节不注意防晒，不仅会使皮脂膜受损，还会加速皮肤老化。

拓展阅读

春季洗脸，记住这些要点

导读：洗脸，不仅关乎面子，更关乎面部皮肤健康。不同年龄、不同性别人群的皮肤状态不同，每个人的肤质也都不一样。即便对于同一种肤质，洗脸也有轻重、级别、类型之分。因此，选洁面品主要还是要适合自己。本文介绍洗脸须知、皮肤的层次结构、洗脸洗的是什么、常见的洁面品分类、不同肤质对应不同洁面品。

扫码查看全文

2. 皮肤酸碱度

健康皮肤偏酸性（pH 5.0~7.0），主要由皮脂膜决定：皮脂分泌旺盛时

19

皮肤 pH 降低（变酸），反之则升高。皮肤只有处于弱酸性时，其抵御外界侵蚀的缓冲或中和能力、营养、弹性、光泽、水分等才为最佳状态，否则易受外界刺激而出现皮肤损害，如潮红、炎症及各种皮疹。

外用碱性肥皂后，皮肤表面可暂时变为碱性，1 小时后便恢复原来的状态。但如果经常过度使用肥皂和涂抹碱性较强的化妆品，会破坏皮肤的偏酸性环境，使皮肤易受损。尤其是皮肤粗糙或多汗的人，其皮肤的中和能力相对较弱，更不宜常用碱性化妆品。一般而言，呈酸性且缓冲作用较强的化妆品对皮肤是最合适的。

3. 皮肤老化

皮肤老化是指皮肤功能衰老性损伤，使皮肤的防护能力、调节能力等减退，不能适应内外环境的变化，并出现皮肤颜色、形态、质感等外观状况的改变。皮肤老化分为内源性老化和外源性老化。

内源性老化是指皮肤的生理性衰老，即随着年龄增长而产生的自然老化。老化程度受遗传、内分泌、营养、卫生状况等因素影响。一般人的皮肤从 25~30 岁以后随年龄增长而逐渐老化，表现为皮肤变薄变白，出现皱纹且面部纹路明显，弹性下降、皮肤松弛等，以萎缩变化为主。皮肤自然老化虽为生物生命进程中的自然规律，但在一定条件下可以延缓衰老的进程。

外源性老化是指由日晒、紫外线辐射、风吹、污染、机械作用、过度皮肤美容、不良生活习惯（如吸烟等）及接触有害化学物质等环境因素导致的衰老。最主要的因素是日晒所致的光老化，具体包括由紫外线照射引起皮肤氧自由基产生过多，胶原纤维、弹力纤维变性断裂和减少，黑色素增加等。主要表现为淡黄或灰黄色的皮肤变色，皱纹加深，皮肤干燥、松弛、粗糙，失去弹性，毛细血管扩张，色素斑形成等，并易发生皮肤肿瘤。

【有方法"青春永驻，容颜不老"吗?】

一些歌手、演员似乎"逆生长""冻龄"，都四五十岁了，但看起来还像二十多岁的年轻人一样，究竟是"妆可爱"，还是有传说中的"驻颜术"？

已有许多因素被证实与衰老有关。其中，内源性衰老是不可抗拒的，重要因素是自由基（又称活性氧）造成的氧化损伤；外源性衰老最主要的影响因素是紫外线。因此，内部抗氧化、外部防护是当前可行且有效的策略。常见抗氧化剂有维生素 C、维生素 E、维生素 A、维生素 B_3、多酚类、类胡萝卜素（番茄红素、胡萝卜素、叶黄素）、花青素、褪黑素、酶/辅酶类（超氧化物歧化酶SOD、辅酶Q10）、不饱和脂肪酸类（如亚麻酸）等。在食物选择上，原则上应多吃鲜艳的、颜色深的食物，这些食物通常含有丰富的类胡萝卜素、花青素，如紫甘蓝、紫茄子、紫薯、蓝莓、黑皮花生、黑豆、黑芝麻、黑米、桑葚、彩椒、西兰花等。此外，适当运动也可以延缓自然衰老。

在外部防护方面，防晒（防紫外线）一直是抗衰老的头号任务。此外，应避免吸烟（已有研究表明烟草能显著增加自由基，促进皱纹形成）及接触油烟、辐射、电磁波、放射线，防止细菌和病毒入侵，远离不良的生活习惯（熬夜、过劳等）等，因为这些因素可通过直接损伤皮肤加速衰老，并增加包括自由基在内的各种不良的代谢废物，从而伤害机体，反馈到皮肤上。而避免各种致敏物，积极治疗已有疾患，进行健康护理，保证充足睡眠，保持良好的饮食、生活习惯和愉快的心情是纠正这些问题的途径。

在医学美容方面，新型激光技术应用如光子嫩肤、点阵激光等突飞猛进，在美容和抗衰老治疗方面效果较为明显。果酸换肤、玻尿酸、水光针等亦有效果。但应用上述医学美容技术，应到正规的有医疗美容资质的医院进行。

4. 疾病影响

人体内部器官健康状况、人的精神状态等，都能作用于皮肤，引起皮肤组织、性状和功能的变化。一些疾病如甲状腺疾病、贫血、先天性心脏病、重症肝炎、肝硬化、维生素代谢异常等，对皮肤的影响较为明显。

5. 理化及生物学因素

温度、湿度、风、日光等环境因素均可影响皮肤的性状。药物、化妆品可引起皮肤质地的改变，如长期使用糖皮质激素可引起皮肤萎缩和毛细血管扩张；某些化妆品可影响皮脂排泄而发生痤疮样皮损；各种病原微生物可引起皮肤感染，从而影响皮肤的健康。不同类型的皮肤对外界刺激的敏感度不同，干性和敏感性皮肤对各种刺激易产生刺痛、烧灼、紧绷、瘙痒等主观症状，皮肤外观可正常或伴有轻度的脱屑、红斑和干燥，而油性皮肤对外界刺激一般不易过敏。

拓展阅读

科学护肤，远离激素脸！

导读：激素脸，又称为面部激素依赖性皮炎，主要是面部长期外用激素药物，导致面部皮肤反复出现潮红、肿胀、丘疹、脱屑、粗糙、玫瑰痤疮样皮疹等症状的皮肤病。其主要的特征是反复发作，使用激素时症状暂时缓解，一旦停用激素，症状就会加重，迫使患者不断地使用激素，这也导致病情越来越严重。

扫码查看全文

除以上因素外，遗传、精神、营养、睡眠、生活习惯、工作性质等对皮肤性状也有较大的影响。

拓展阅读

影响皮肤健康的因素有哪些？

导读：润泽、细腻、白皙的皮肤是健康美丽的象征，同时也是健康皮肤的表现。那么，究竟何为健康的皮肤呢？现代医学认为，健康的皮肤应有以下特征：皮肤纹理纤细，表面光滑，感觉柔软；微小循环良好，皮肤透明，富有张力及弹性；适量地分泌汗水与皮脂，有正常的中和能力，皮肤表面滋润、柔和；黑色素代谢顺利，角质化正常；皮肤经常保持洁净。然而，绝大部分情况下很少有人能真正做到拥有完美无瑕的皮肤，因为皮肤健康受很多因素的影响，而这些因素很可能会带来各种各样的皮肤问题。本文就带大家来了解一下影响皮肤健康的因素有哪些。

扫码查看全文

（三）皮肤保健方法

1. 养成良好的生活习惯

皮肤的健康与否，和生活习惯有直接关系，护理皮肤须从日常生活做起。

（1）情绪稳定，心情舒畅：人的心理及精神状态直接影响皮肤。情绪乐观、稳定可使人体副交感神经处于正常兴奋状态，从而使皮肤血管扩张、血流量增加、代谢旺盛，皮肤表现为肤色红润、容光焕发；反之，精神状态不佳，如抑郁、忧愁、焦虑或紧张均可引起和加快皮肤衰老，使面色黯淡、灰黄，缺乏生气。

（2）保证充足、良好的睡眠：皮肤的色泽取决于表皮细胞内黑色素的含量、位置及皮肤血管收缩和扩张的程度。这些因素都受神经体液、内分泌系统的调节，而睡眠对此调节机制起着主导作用。在睡眠过程中，皮肤毛细血管血流量增加，其分泌和清除能力加强，加快了皮肤的再生。生物钟虽因人而异，但具有细胞分裂、更新功能的皮肤基底细胞的代谢最旺盛的时间一般在晚上10点至凌晨2点，良好的睡眠习惯和充足的睡眠时间对维持皮肤的更新和功能非常重要。此外，睡眠时大脑皮质处于抑制状态，有利于消除疲劳、恢复活力，使皮肤红润、有光泽。若经常熬夜而不是有规律地按时睡觉，会影响细胞再生的速度，导致肌肤老化，再补"美容觉"也无济于事。过劳或失眠者往往因皮肤不能正常更新而肤色黯淡，但睡得太多也可能会出现皮肤角质层过厚等问题。

【"熊猫眼"是怎么形成的?】

早上起床照镜子，你发现眼睛下面挂了两个大大的黑眼圈，真是可以跟国宝熊猫媲美了。你的心情在一瞬间跌入了谷底，还要想着如何在出门前快速缓解黑眼圈。

黑眼圈分两种：一种是茶色黑眼圈，因黑色素生成或代谢不全而产生，多和年龄增长、长期日晒造成色素在眼周沉积有关；另一种是青色黑眼圈，是由微血管的血液滞留所致。因为眼睑皮肤比较薄，皮下过暗的血流颜色很容易反映在眼皮表面，在突出部位的凹处呈现阴影，所以看起来比周围颜色稍暗。生活作息不规律、经常熬夜、睡眠不足、过度疲劳、压力增大、情绪不稳定，会导致眼轮匝肌及眼睑皮肤的静脉血流滞留、淤塞，二氧化碳及代谢废物积累过多，静脉血的颜色较暗，就形成了我们常说的"熊猫眼"。年纪愈大的人，眼睛周围的皮下脂肪愈薄，所以黑眼圈就更明显。此外，久病体弱或大病初愈时眼周色素沉着。过敏性鼻炎、贫血、化妆品使用过度、吸烟、月经不调、孕晚期、慢性肠胃疾病以及某些肝病和肾病，也可能导致眼圈发黑。因此，在黑眼圈形成后应及时就诊，在医生指导下进行治疗。

（3）合理饮食：蛋白质、脂肪、糖、维生素和微量元素均是维持皮肤正常代谢、保持皮肤健美所必需的物质；充足饮水能避免皮肤因干燥而失去弹性甚至产生皱纹；新鲜的蔬菜和水果不仅能提供各种维生素及微量元素，还能保持大便通畅，及时清除肠道有毒物质，起到养颜作用；猪蹄、动物筋腱和猪皮等食物富含胶原蛋白和弹性蛋白，其中胶原蛋白能使细胞变得丰满，从而使肌肤充盈、皱纹减少，而弹性蛋白可使人的皮肤弹性增强，从而使皮肤光滑而富有弹性。

一旦缺乏维生素和微量元素，会出现皮肤干燥、脱屑、红斑、色素沉着；吸烟、过量饮酒可加速皮肤衰老，应尽量避免；刺激性食物如辣椒、花椒、生姜等，摄入量虽因人而异，也需适量，否则会刺激胃肠道，引起真皮毛细血管扩张或加重某些皮肤损害；变质食物、腌制品、酸败食物以及油炸、烟熏和烧烤食品等均对皮肤有负面影响。

（4）经常锻炼：体育锻炼如跑步、登山、游泳等，可促进血液微循环，使皮肤得到更多的营养，增加皮肤对氧、负离子的吸收，从而增加血流携氧量，增强皮肤对外界环境的适应能力，这对皮肤保养十分有益，可使皮肤持久保持健康。另外，经常参加体育运动的人，机体新陈代谢较快，皮肤中的皮脂腺和汗腺分泌旺盛，有利于皮肤中的废弃物排出，使皮肤变得更光滑，特别是运动时排出大量的汗液，能起到清洁皮肤的作用。运动还能够调节情绪，促进身心愉悦，达到由内而外的美容效果。因此，经常参加健身运动的人，除肌肤光洁柔嫩外，皮肤紧致弹性好，气色红润有光泽，甚至脸上的皱纹也比不锻炼的人少。

【锻炼护肤注意事项】

1. 运动时不要化妆，因为运动过程中皮肤毛孔张大，汗腺活跃，化妆可能造成毛孔阻塞，不利于汗液和废物的排出。

2. 大量出汗后要及时擦拭、温水清洗皮肤，否则皮肤受汗水反复刺激易发生皮炎。

3. 运动后要及时补充水分，防止皮肤细胞处在脱水的状态。

4. 如果进行户外运动，还要注意防止紫外线、风沙等对皮肤的侵袭。

2. 注意皮肤清洁与预防老化

（1）正确清洁皮肤：皮肤的新陈代谢非常活跃，每日要掉落成千上万个死亡的角化上皮细胞（屑），皮脂腺排出不少的皮脂（油），皮肤表面和汗腺每日还排出600~700毫升的水。以上的屑、油、水及其分解产物混在一起就形成洗澡时搓下来的油垢，其中还掺杂着皮肤表面的灰尘、污垢、微生物等黏附物，可堵塞毛囊孔及汗腺口，因此经常清洗皮肤非常重要。适度清洗还可促进皮肤血液循环，使皮肤的各部分获得更多的营养，促进皮肤健康。此外，温度适当的水对皮肤神经有镇静作用，有助于止痒、止痛和缓解其他不适感或异常感。

应根据皮肤类型选择合适的清洁产品，如油性皮肤可选用硬皂，中性皮肤可选用软皂，干性皮肤可选用过脂皂等。而药皂种类较多，可能存在一定的刺激性，须慎用。在清洁产品含有的成分中，温和的非离子表面活性剂可以最大限度地减少表面活性剂对皮肤中蛋白质和脂质的损害；含有低聚果糖等成分的弱酸性或中性的清洁产品可维护皮肤弱酸性环境，尽量避免干扰皮肤的微生态。此外，在清洁的同时，可选择一些含有保湿作用成分，如多元醇、甘露醇、木糖醇等的产品。

洗澡次数及时间应根据季节、环境的不同而异，早晚洗澡均可，水温以 35~38 ℃为宜，夏天可每天洗澡 1 次，而冬天以 3~6 天洗澡 1 次为宜，每次 10~30 分钟。受凉后或过劳后肌肉酸痛时，可适当提高水温，如 40~42 ℃洗浴或盆浴，10 分钟左右。

面部每天清洁 2~3 次为宜，手部清洁一般也不要多于 10 次（传染病流行期间"手卫生"除外）。过于频繁的清洗、过度使用去污或去角质能力强的清洁产品，均会使皮脂膜含量减少，造成皮肤屏障的损伤，影响正常 pH 和破坏皮肤微生态平衡，反而使皮脂膜对皮肤的保护和滋润作用丧失，加速皮肤老化。

冷水浴对皮肤也有一定好处，可根据个人情况酌情选用。冷水浴能使血管先收缩、后扩张，提高血液循环效率，使皮肤血管内的红细胞和血红蛋白增多，增强皮肤营养，使之富有弹性，还能锻炼皮肤温觉神经感受器，消除不正常出汗。但患有高血压、心脏病、关节炎、坐骨神经痛、寒冷性荨麻疹的人员禁止冷水浴，女性经期、孕期，剧烈运动大量出汗后，喝酒后、饱餐后，身体不适时，体质较弱时均不应进行冷水浴。

（2）采取措施预防皮肤老化：

① 防晒：尽量避免强烈日光照射，户外活动时注意遮挡紫外线，如戴太阳镜、使用防紫外线伞、穿浅色长袖上衣及长裤、戴宽檐帽等；或者外用遮光防晒剂，理想的防晒剂应该既能阻断长波紫外线，也能阻断中波紫外线。在生活中应该根据日晒的强度选择不同防晒指数的防晒剂，例如在海拔高、日照强的地区及夏季应该选择防晒系数（SPF）大于 30（主要阻断中波紫外线）及防晒指标（PA）为"+++"（主要阻断长波紫外线）的防晒剂。

② 按摩：坚持正确的自我面部保健按摩可改善皮肤血液循环，加速新

陈代谢,增强皮肤细胞活力,防止真皮乳头层的萎缩,增加弹力纤维的活性,从而延缓皮肤衰老。

③ 补水:皮肤缺水易造成其弹性降低、角质堆积、细纹出现,可使用含透明质酸、神经酰胺等成分的保湿产品,改善肌肤缺水的状态。

拓展阅读

跟"闺蜜"同龄你却显老十岁,罪魁祸首可能就是皮肤缺水!

导读:很多人都会有皮肤脱皮、干、痒、紧绷等困扰。其实这些问题的出现很大程度上是在提醒你:你的皮肤缺水了!皮肤缺水不单单是皮肤看起来暗淡无光不好看,更重要的是会导致皮肤屏障变薄,比健康的肌肤更容易感染,导致各种皮肤病。本文探讨:皮肤缺水的原因有哪些?皮肤缺水的症状有哪些?如何对皮肤进行补水?

扫码查看全文

④ 补充维生素:适当补充维生素C、维生素E,或在皮肤上涂抹抗氧化化妆品,有助于防止皮肤老化。

上述提及的保湿、抗氧化、抗衰老等化妆品,应根据气候、年龄和个体皮肤类型来选用,但注意切勿使用含激素、汞、砷等成分的所谓"速效美白"类化妆品。

第二章　感染性皮肤病

一、带状疱疹

【案例】赵某，女，26岁，因减肥每天只吃清水煮蔬菜，饿了就加一点水果、酸奶，坚持1周后减掉了4斤。但第2周开始有轻度乏力、头痛、畏光的症状，继而腰部左上侧出现条状红晕，伴有灼热感，触之有刺痒感，2天后红晕部出现水疱，疼痛愈发严重，以致影响睡眠和工作，才到医院就诊。查体：左侧多肋间布有带状、集簇状水疱。诊断：带状疱疹（肋间神经型）。

（一）发病原因

带状疱疹俗称"蜘蛛疮""缠腰火丹""蛇盘疮""缠腰龙"等，是由水痘-带状疱疹病毒引起的急性皮肤病。初次感染病毒后表现为水痘或上呼吸道感染如感冒等症状，甚至可没有任何症状，但恢复后病毒仍可长期潜伏在人体的神经细胞（如脊髓神经根等）中，可达几年至几十年，号称"沉睡的病毒"。当人体免疫力低下时，如创伤、疲劳、精神紧张、熬夜、酗酒、营养不良、急性感染、恶性肿瘤或病后虚弱等情况，病毒会再次被"激活"并生长繁殖，沿神经纤维迁延至皮肤，使受侵犯的神经和皮肤发生严重的炎症，产生神经痛和群集水疱。

（二）临床表现

带状疱疹春秋季节多见，好发于成人。发疹前可有轻度乏力、低热、食欲不振等全身症状，患处皮肤自觉有灼热感或者神经痛，触之有明显的痛觉，持续1~3天后发疹，但也可无前驱症状即发疹，或只有局部皮肤疼痛而始终不出现皮疹的情况。

带状疱疹常发生在身体一侧，沿某一周围神经分布区排列，一般不超过体表正中线，好发部位为胸肋部、腰腹部，也可发生于眼眶周围、四肢和耳部。患处先出现潮红斑，很快出现粟粒至黄豆大小的丘疹，成簇分布而不融合，继之迅速变为水疱，疱壁紧张发亮，疱液澄清，外周绕以红晕，各簇水疱群间皮肤正常。数日后，水疱干涸、结痂脱落，留有暂时性淡红斑或色素沉着，通常不留瘢痕，但亦可因水疱破溃形成糜烂或继发感染。局部淋巴结常肿大，有压痛。病程一般2~3周。

带状疱疹患处疼痛（神经痛）为本病特征之一，可在发病前或伴随皮损出现，呈针刺样或烧灼样，常令患者难以忍受，致夜间难以入睡，老年患者症状常更为剧烈。一般在皮疹消失后，疼痛逐渐缓解。

带状疱疹最常见的并发症是带状疱疹后遗神经痛，即皮疹愈合后疼痛仍持续1个月及以上，原因是神经组织损伤未完全修复。带状疱疹的发生概率随年龄增加而升高，小于40岁的患者较少，40岁以上人群发生率在30%左右。疼痛可持续较长时间，甚至数十年，成为很难控制的顽症，严重者痛不欲生，因此该病被称为"不死的癌症"。

【典型症状小结】红色皮疹或簇集成群的水疱，体表单侧分布，呈带状分布倾向；疱疹之间的皮肤正常；皮损部位有明显的神经痛；可伴有淋巴结肿大。

（三）治疗

带状疱疹应早确诊、早治疗。患者一旦出现躯体局部疼痛或单侧皮肤疼痛的症状，哪怕还没有皮疹，也要尽早就医。越早治疗，发生带状疱疹后遗神经痛的概率越低。一般以休息、抗病毒、止痛、限制皮损扩散、缩短病程、防治继发感染和后遗神经痛为原则进行治疗。

抗病毒治疗可及时控制水疱的形成，促进皮损的消退，缩短疼痛的时间，预防后遗神经痛发生。抗病毒药物（如口服泛昔洛韦、溴夫定等）的使用最佳时间是在发疹后的48~72小时内，剂量应充足，才能有效达到抗病毒效果。通常疗程为7~10天，或用至皮损结痂。

糖皮质激素的使用一直有争议，缺乏明确有效的证据证明可预防带状疱疹后遗神经痛，因而不宜滥用。但一般认为其可促进急性期皮损的愈合，减轻疼痛，因此主张年龄超过50岁或头面部有皮疹的患者，如皮损较重、疼痛明显，在无严重的高血压、糖尿病、感染等情况下，可适当使用。

外用药治疗以消炎、收敛、防止继发感染为原则。局部红斑、丘疹或水疱未破时，可外用炉甘石洗剂、阿昔洛韦软膏或氧化锌油等；破溃后可外用莫匹罗星软膏、新霉素软膏等。

还可应用维生素B_1、B_{12}及消炎镇痛药物等，并配合激光、理疗、针灸、封闭等进行辅助治疗。后遗神经痛治疗除使用镇痛药外，还可用抗抑郁药、抗惊厥药，或使用神经阻滞、神经损毁术、植入性电刺激装置等。

【验方、偏方使用须谨慎】

"六神丸加醋能治带状疱疹",某女士在网上搜索到的这个偏方不但没治好病,反而造成皮肤大面积溃疡,不得不住院治疗。皮肤科专家介绍,六神丸具有清热解毒、消炎止痛的功效,但须结合个人体质及病情使用,否则会适得其反。该女士没有注意到六神丸的使用禁忌,带状疱疹通常伴有丘疱疹、水疱,在已破溃的皮肤上使用六神丸易加重病情,引发皮肤溃疡。

专家提醒,一旦身体局部出现水疱、疙瘩,并出现疼痛症状,就要警惕是否患了带状疱疹,及时到正规医院确诊,并进行系统、正规的治疗,千万不要自行乱用偏方。若延误治疗,可能留下神经痛、麻、痒等较为棘手的后遗症。

(四)预防

应加强体育锻炼,坚持适量的户外运动,增强体质,提高机体防御疾病的能力;养成良好生活习惯,保证充足的睡眠;避免接触水痘、带状疱疹患者,必要时接种带状疱疹疫苗;春秋时节适时增减衣服防止上呼吸道感染等;避免过度劳累、情绪激动、外伤、接触毒性物质等诱发因素;注意营养均衡,多吃豆制品、蛋、瘦肉等富含蛋白质的食物,以及新鲜蔬菜、水果等。

带状疱疹理论上有一定传染性(水疱液含有病毒),但一般不会在人群中(大多已具有免疫力)引起流行,所以带状疱疹患者不需要特殊隔离,但应避免与儿童或青壮年等群体密切接触。

【带状疱疹患者应注意哪些事项?】

1. 早期发现,积极治疗,尽早减轻疼痛。
2. 多休息,保证易消化的饮食和充足的水分。
3. 不要搔抓、摩擦患处,避免水疱破裂,预防继发感染。
4. 服用止痛药物后注意休息,以免因头昏等不适而发生意外。
5. 患者要防止接触未生过水痘的儿童和青壮年,以免传染。
6. 防止水疱压破,休息时可选择健侧卧位。注意个人卫生,床单被褥保持清洁,内衣裤应勤换洗且应宽松柔软,以防摩擦使疼痛加剧。
7. 患病期间建议忌食油腻及煎炸食品,酒、姜、辣椒、羊肉等辛辣温热食品,鱼腥、海鲜等"发物",以及有酸涩收敛作用的菠菜、豌豆、芡实、石榴、芋头等。

8. 加强营养摄入。多食豆制品、瘦肉、蛋等富含蛋白质的食物及新鲜瓜果蔬菜。

9. 放宽心态，不要过分紧张。有的患者皮肤上可能会出现大疱、血疱，甚至糜烂，如治疗得当 10 天左右即可痊愈，不留瘢痕，治愈后一般不会复发。

拓展阅读

这种"痛痛痛"的疾病要怎样预防？

导读：一说到带状疱疹，很多人第一反应肯定是"痛痛痛"！带状疱疹又称"缠腰龙""蛇盘疮"等，使患者剧痛难忍。据统计，在 50 岁及以上人群中，感染过水痘-带状疱疹病毒的比率超过 99%。中国 50 岁及以上人群每年新发带状疱疹病例约 156 万人。

扫码查看全文

成人水痘二三事

导读："孟冬十月，北风徘徊，天气肃清，繁霜霏霏。"初冬时分，气温骤降，即便是钢筋铁骨之躯，寒凉侵袭之下，也少不了要打个激灵。何况今时今日，各类病菌肆虐，群体免疫力下降，是病邪入侵的好时机。本文介绍成年人最常见的病毒性皮肤病之一——成人水痘。

扫码查看全文

二、癣

【案例】钱某，女，22 岁。患者于 2 周前发现右前臂有花生米大小的孤立性片状红斑，逐渐增大，伴轻度瘙痒。自行外用药物（皮炎平软膏）治疗后，皮疹发红，瘙痒加重。追问病史，患者于 1 个月前开始饲养宠物猫，每天与猫密切接触。查体：右前臂见椭圆形红斑，边界清楚，上覆细小鳞屑。实验室检查：真菌镜检阳性。诊断：体癣。

（一）发病原因

癣又叫皮肤癣菌病，是由致病性真菌中的皮肤癣菌引起的感染性疾病。皮肤癣菌种类诸多，共同特点是"亲近"角质蛋白，侵犯人和动物的皮肤、毛发、甲板。皮肤癣菌可以在人和人、动物和人、人体不同部位之间传播。

上篇　常见皮肤病

免疫状态和环境因素在发病中也起一定的作用。例如，免疫受损的患者、肥胖多汗者、皮肤屏障被破坏者，以及在湿热高温季节时，易发生皮肤癣菌病。

（二）临床表现

根据皮肤癣菌侵犯的部位不同，癣分为头癣、手癣、足癣、体癣、股癣、甲癣等。

1. 头癣

头癣是指累及头发和头部皮肤的皮肤癣菌感染，多侵犯少年儿童，成人少见。头癣根据致病菌和临床表现不同，可分为四种类型：白癣、黑点癣、黄癣和脓癣。随着饲养宠物的家庭增多，目前白癣、脓癣的发病率有所提高，而黄癣已明显减少。

白癣：以学龄前儿童多见，常因接触患癣病的犬、猫、兔等引起。头部皮损初起为群集的红色小丘疹，很快向四周扩大成圆形或椭圆形斑，上覆灰白色鳞屑，而后附近出现数片较小的相同皮损，常被形象地称为"子母斑"。患区头发一般在距头皮2~4毫米处折断，残根处外围有白色菌鞘（真菌寄生发干形成）。一般无炎症反应，偶有轻度自觉瘙痒。损害一般发展至半年后不再扩大增多，处于相对静止状态。到青春期时，因皮脂腺的发育，皮脂分泌增多，游离脂肪酸抑制真菌生长而趋向自愈。

黑点癣：儿童和成人均可发病。头皮损害初起为散在的灰白色鳞屑斑，以后逐渐扩大成片。因病发刚出头皮即折断，残根留在毛囊口呈黑色小点状，故得名。无自觉症状或轻微瘙痒，病程发展缓慢，可长期不愈，治愈后常留有瘢痕，引起局部秃发。

黄癣：俗称"秃疮""癞痢头""肥疮"。初起为红色丘疹或斑点，可有脓疱，干后结痂，颜色蜡黄，形如黄豆，称"黄癣痂"。黄癣痂不易剥去，刮去后可见潮红的湿润面或浅溃疡。此痂逐渐扩大、增多或相互融合，结成大片的黄色厚痂，往往散发鼠尿样臭味，这是此病的重要特征。病发色暗，毛发变细，无光泽，参差不齐。一般无明显自觉症状或伴轻度痒感。病程长者，毛囊及头皮萎缩，形成大片瘢痕及永久性脱发。

脓癣：近年来有增多趋势，为亲动物性皮肤癣菌（宠物身上常见）所致，表现为头皮处有圆形暗红色、浸润性或隆起性斑块，表面有群集性、毛囊性小脓疱，毛囊孔呈蜂窝状，挤压可排出少量脓液。患区毛发松动易拔出，可有程度不同的疼痛和压痛，附近淋巴结常肿大。愈后常有瘢痕形成，引起永久性脱发。

2. 手足癣

足癣，又称"脚气"，具有传染性，在全世界广为流行，在热带和亚热带地区更为普遍，多累及双脚，常表现为夏重冬轻或夏发冬愈。当在外野营驻训、行军拉练时，由于卫生条件较差，加上训练和作业时穿靴子或胶鞋，汗液不易挥发，足癣往往高发。

手癣，又称"鹅掌风"，是发生在手掌及指间的皮肤癣菌感染。手癣常继发于足癣，多始于一侧手指间或鱼际。本病主要通过接触传播，用手搔抓足癣部位，或与患者共用鞋袜、脸盆、浴巾等可导致感染。

手足癣可分为水疱鳞屑型、浸渍糜烂型和角化过度型，但同一手足癣患者在不同时期可以某一型为主，如夏季表现为水疱鳞屑型，冬季则表现为角化过度型。

（1）水疱鳞屑型：好发于指（趾）间、掌心、足跖及足侧，原发损害以小水疱为主，成群或散在分布，可融合，疱壁厚，疱液清，经数天后干涸，出现脱屑。皮损可不断向周围蔓延，病情稳定时以脱屑为主，瘙痒明显。

（2）浸渍糜烂型：也称间擦型，好发于指（趾）缝，足癣尤以第3~4和4~5趾间多见。指（趾）间皮肤浸渍发白，呈腐皮状，揭开可见红色糜烂面甚至裂隙，可伴渗液，瘙痒明显。局部容易继发细菌感染甚至引发下肢丹毒或蜂窝织炎。

（3）角化过度型：皮损多累及虎口处及足跟，呈弥漫性皮肤粗糙、增厚、干燥、脱屑，鳞屑成片状或小点状反复脱落，可向手背或足背发展，冬季易发生皲裂、出血和疼痛。

3. 体股癣

由致病性真菌寄生在人体的光滑皮肤上（除掌跖、毛发、甲板以及阴股部以外的皮肤）所引起的浅表性皮肤真菌感染，统称为"体癣"。而感染发生于腹股沟、会阴部、肛周和臀部皮肤时，则称为"股癣"。

体癣原发皮损是红色丘疹、丘疱疹或小水疱，继之形成有鳞屑的红色斑片，边界清楚，感染从侵入皮肤的部位向外扩展，中央消退，形成典型的大小不等的环状或多环状损害，也可为弓形、螺旋形等。儿童的体癣可呈几个圈，彼此重叠成花环状，形态较为特殊。患者自觉瘙痒和烧灼感。

股癣多见于男性，好发于腹股沟部位（阴囊可提供潮湿温暖的环境），亦常见于臀部，单侧或双侧发生。股癣常与足癣有关，其他易感因素包括肥胖和出汗过多等。基本皮损与体癣相似，但由于患处透气性差、潮湿、易摩擦，常使皮损炎症更明显，瘙痒显著。通常阴囊不受累，如果受累则需考虑皮肤念珠菌病。

4. 甲癣

甲真菌病是由各种真菌引起的甲板或甲下组织感染的统称。其中的甲癣，又称"灰指甲"，特指皮肤癣菌所致的甲感染，多由手足癣直接传染而来。临床可表现为甲板浅层有点状或不规则片状白色浑浊，或者甲板破坏呈灰黄浑浊、灰褐色等，甲板表面失去光泽或稍有凹凸不平，或甲板有增厚、破损。

甲癣病程缓慢，若不治疗可迁延终生，一般无自觉症状，但甲板增厚或破坏可能影响手指精细动作，或趾甲增厚走路时会引起疼痛。偶可继发甲沟炎，出现红肿热痛等感染表现。

【典型症状小结】

头癣：① 白癣为圆形或椭圆形灰白色鳞屑性斑片；② 黑点癣病发出头皮即折断，其残留端留在毛囊口，呈黑色小点状；③ 黄癣为毛囊口的脓疱或水疱，逐渐形成碟样硫黄色结痂（黄癣痂），伴有鼠尿样臭味；④ 脓癣为圆形暗红色、浸润性或隆起性斑块，表面有群集性毛囊性小脓疱，毛囊孔呈蜂窝状，挤压可排出少量脓液。

手足癣：掌跖部位发生散在小水疱，后以脱屑为主，病久者呈现角化增厚。还可表现为指（趾）间糜烂浸渍发白，除去浸渍发白的上皮可见其下红色糜烂面，可有少许渗液。

体股癣：边界清楚的环状损害，边缘呈隆起的红色鳞屑斑片、水疱或脓疱。

甲癣：甲变色、变形、无光泽、甲板变厚、破损。

（三）治疗

在各种癣的治疗上，要足量、足疗程用药，千万不能"三天打鱼，两天晒网"。病情严重时，需在医生指导下口服抗真菌药。如果皮肤癣菌病是因为其他疾病引起机体抵抗力低下而发生的，还要积极治疗相关疾病。

1. 头癣

采用"服药、洗头、剪发、搽药、消毒"的五步综合治疗方法。

口服抗真菌药物（如特比萘芬、伊曲康唑），一般疗程为4~6周；每天洗头；每1~2周剪发一次；外涂抗真菌药软膏或乳膏；对可能被污染的生活用品如毛巾、帽子、枕巾、梳子等消毒。

2. 手足癣和体股癣

治疗目标是消除病原菌，快速缓解症状，清除皮损，防止复发。可采用外用药、口服药或两者结合的方法进行治疗。

外用抗真菌药物如联苯苄唑霜、酮康唑霜等，疗程一般为1~2月。外用药物可根据皮损类型选择不同的剂型，如治疗水疱鳞屑型可选择无刺激性的溶液或乳膏剂型；治疗浸渍糜烂型可先用温和的糊剂或粉剂使局部收敛干燥后，再用乳膏等其他剂型，此类型皮损保持局部干燥非常重要；治疗角化过度型可选择乳膏、软膏等剂型。

系统治疗（口服药）与局部治疗相比，具有疗程短、用药方便、不会遗漏病灶、患者依从性高、复发率低等优点。常用的系统抗真菌药包括特比萘芬和伊曲康唑，疗程一般为1~3周，适用于局部治疗疗效欠佳、反复发作、过度角化型、受累面积较大、不愿意接受局部治疗，以及伴有某些系统性疾病（如糖尿病、艾滋病等）导致免疫功能低下的患者。

3. 甲癣

甲癣为皮肤癣菌病中较为顽固难治的一种。手指甲和脚指甲的生长速度不同，完全替换生长一片新的指（趾）甲，手指甲需要100天，而脚指甲需要200~300天，所以治疗甲癣需要有耐心。

可外用药物，如局部涂抗真菌外用药、封包削治等。可使用指甲锉（非专业人士切忌用刀片，以免出血感染）将不规则坏甲磨薄，磨甲周期以2天一次为佳。

也可内服药物，如口服特比萘芬或伊曲康唑等，疗程一般为2~4个月，适于多个指（趾）甲，对甲癣及甲真菌病的有效治愈率达85%~90%。但这类药必须达到真菌所寄生的甲板处才能发挥抗菌作用，用药量大，用药时间长，应定期监测药物不良反应。

手术拔甲是在局部麻醉下，将患甲拔除。这种方法创面大，手术后一般会感觉较疼痛，易出血，且容易重新感染复发，临床现已较少使用。

【足疗店治灰指甲的真相】

某女子花了360元，专门找一足疗店治疗灰指甲，结果不但没有治好灰指甲，反而导致皮肤烧伤，脚趾发炎溃烂，痒肿加剧。

到足疗店去治疗灰指甲，大概有三个方法：一是通过刮甲，再用药物外敷包扎在指甲外；二是用碘酊、冰醋酸、高锰酸钾或强碱等把指甲腐蚀掉；三是直接把指甲拔掉。但灰指甲是由真菌感染引起的，这些方法都是治标不治本，易引起不良反应甚至加重病情。且不说疗效如何，如器械消毒不合格，还有感染肝炎等其他传染病的风险。

因为指（趾）甲自身的特殊致密结构阻碍了外用药物的渗入，外用药物不易进入甲板，所以单用外用药物治愈率较低。拔甲的治疗方法虽然简单，但由于有时很难彻底清除病甲，并且仍然存在甲床中的真菌再次侵入甲板的机会，复发较多且术后造成的剧痛和可能引起的继发感染给生活和工作都将带来诸多不便。

新一代口服抗真菌药的出现使灰指甲的治疗取得了很大的突破。如按疗程服用伊曲康唑后，该药物因具有高度的亲脂性、亲角质性，可持续在指甲中发挥作用超过10个月，难看的灰指甲逐渐被健康的指甲替代。如出现指（趾）甲变形、变色、增厚，要避免乱用药或不规范诊疗引起甲癣病情恶化、过敏反应和炎症感染等，建议及时到正规医院就诊。只要积极治疗，方法得当，并注意个人卫生，是能够彻底治愈灰指甲的。

（四）预防

皮肤癣菌病是可以治愈的，但容易复发或再感染，正确预防对降低复发率、减少传播至关重要。癣具有传染性，预防的关键一是注意个人、家庭及集体卫生，二是须保持局部干燥、清洁。

（1）不共用鞋袜、脸盆、浴盆、脚盆、毛巾、浴巾、指甲刀等。避免用手搔抓足癣部位，可以按揉止痒后及时洗手，防止加重病情或因抓挠将癣菌传播到身体其他部位。

（2）对患者应做到早发现、早治疗，做好消毒和相对隔离工作，对宠物等患畜也应给予治疗和隔离。军营、学校、托儿所、理发店等应加强卫生宣传和管理。

（3）穿透气性好的鞋袜，并保持鞋袜的清洁干燥，勤换鞋。如已患足癣，为预防复发，对鞋子可使用短波紫外线、抗真菌药物散剂等方法清除致病真菌和细菌。脚掌出汗过多时可用抑汗剂。晚上洗脚或洗澡后，可揩干趾缝间的水分，扑上足粉，尽量保持各趾间的干燥，以防止真菌的再感染。

（4）平时要减少酸碱物质对手足皮肤的损伤、刺激，避免长期将手足浸泡于液体中。少进食辛辣食物及刺激性饮料，戒烟限酒，饮食以清淡为宜，多吃些新鲜蔬菜和水果。

（5）穿宽松透气的衣服特别是内衣裤，保持身体清洁和合适的湿度，避免会阴部皮肤长久处于潮湿状态，尽量减少衣物摩擦。

（6）尽量避免到不清洁的浴池、游泳池洗浴和游泳，不在公共游泳池、浴室、健身房等地方赤足行走或裸肤随意就座。

【"脚气不能治，治好了身体会得大病"的说法对吗？】

民间不少人曾认为患了脚气，人体的毒气就可从脚上排出去了，而如果脚气治好了，则毒气排不出去，就会"窜"到身体中而使人患大病，因此还是任其存在、任其发展比较好。甚至有人举例说，一些大病卧床和高热不退的患者，往往脚气就消退了。

那么真相究竟是什么呢？脚气是真菌感染导致的皮肤角化过度、脱屑、水疱等，而不是人体排毒的皮肤表现。当一些患者患重病或发热时，往往卧床休息，这时通常不穿鞋袜，暂时活动减少，因此双足出汗减少，通风干燥，形成不利于真菌繁殖的环境，原有的脚气就会好转甚至消退。另外，皮肤癣菌最适生长温度为25～26℃，所以当人体发热时，真菌生长将受抑甚至死亡。

患脚气后，如果不治疗或治疗不及时，可导致反复发作，甚至自身传染上甲癣、体癣、股癣等，可引起丹毒、蜂窝织炎、淋巴管炎、淋巴结炎、癣菌疹、象皮肿等并发症。

三、疣

【案例1】 孙某，10岁，平时有咬手指甲的习惯，指甲有变形、破损。2个月前右手食指指甲旁边出现一个针尖大丘疹，渐增至豌豆大小，坚硬粗糙，不痛不痒但影响写字。3天前，该手指新发2个类似丘疹。父母见皮损增多且影响写字、做作业，才送至医院就诊。查体：右手食指可见3个圆形皮色丘疹，呈乳头瘤样增生，表面粗糙呈菜花状、质硬。诊断：寻常疣。

【案例2】 刘某，女，25岁，1年前颜面部及手背出现褐色小丘疹，不痛不痒，近几个月来丘疹逐渐增多增大。查体：双侧脸颊散在米粒至绿豆粒大小的扁平丘疹数十个，褐色或正常皮肤色，表面光滑，局部呈串珠样分布。手背及前臂亦有散在分布，部分丘疹及周围有抓痕。诊断：扁平疣。

（一）发病原因

疣为人乳头瘤病毒（HPV）感染皮肤黏膜所引起的良性赘生物，除了归属于性病的尖锐湿疣外，临床上常见有寻常疣、跖疣、扁平疣。本病多见于儿童及青年，有传染性，通过直接或间接接触传播，潜伏期为1～3个月，能自身接种（从自己身体的一处扩散到另一处）。外伤或皮肤破损是病毒感染的重要因素。

(二) 临床表现

1. 寻常疣

中医称"千日疮",亦俗称"刺瘊""瘊子"等,多发生于青少年。由于可自身接种,寻常疣可以发生于身体的任何部位,但好发于手指、手背、足跖等处。典型皮损为黄豆大小或更大的灰褐色、棕色或皮色丘疹,表面粗糙,质地坚硬,可呈乳头状增殖,摩擦或碰撞时易出血。一般无自觉症状,偶有压痛。病程缓慢,部分寻常疣可在2年内自然消退。

2. 跖疣

跖疣为发生于足底的寻常疣,外伤、摩擦、足部多汗等均为其诱因,在体育院校和部队中有较高的发病率。跖疣初起为一细小发亮的丘疹,渐增至黄豆大小甚至更大,因受压而形成淡黄或褐黄色胼胝(老茧)样斑块,粗糙不平,周围绕以稍高增厚的角质环。受压(如长跑、队列训练)时有痛感,常影响训练。

3. 扁平疣

主要侵犯青少年,又称"青年扁平疣",好发于颜面、手背及前臂等处,大多骤然发生,为米粒至绿豆大小的扁平隆起的丘疹,表面光滑,质硬,浅褐色或正常皮色,圆形、椭圆形或多角形,数目较多,多数密集,偶可沿抓痕排列成条状或串珠样(同形反应)。一般无自觉症状,偶有微痒。病程缓慢,多可自行消退,少数可复发。

【典型症状小结】 寻常疣和跖疣表现为圆形呈肤色或褐色丘疹,表面粗糙、呈刺状,质硬,渐发展为乳头状增殖。扁平疣表现为多发性绿豆大小、扁平、光滑、隆起的丘疹,呈肤色或褐色,可有同形反应。

(三) 治疗

疣容易自身传播,但也有自愈性,应避免过度物理治疗。即使患者采用深度破坏性方法,也有约1/3复发,而又有部分患者在发病1~2年内自行消退。因此须慎重选择治疗方法,避免造成永久性瘢痕。

1. 物理治疗

物理治疗包括冷冻疗法、电灼疗法、激光治疗、红外凝固治疗等,适用于数量少的寻常疣和跖疣。

2. 光动力疗法

系统或局部外用光敏剂,光照后引起局部细胞死亡,可治疗部分寻常疣。

3. 药物治疗

药物治疗适用于皮损较大或不宜用物理治疗者，应根据不同情况选择药物及使用方法，包括氟尿嘧啶软膏（可留色素沉着，面部慎用）、维 A 酸乳膏，以及博来霉素皮损内注射等。可试用免疫调节剂如干扰素、左旋咪唑、胸腺肽、卡介菌素等，还有部分清热解毒的中药。

4. 手术切除

个别巨大疣体可行手术切除。

（四）预防

（1）注意个人及环境卫生，做到勤洗手、洗澡等；工作和训练时，尽量避免外伤、摩擦等表皮的损伤，避免手部长时间浸渍，减少病毒入侵的机会。

（2）人在免疫功能低下时易患疣病，因此平时应加强体育锻炼，增强体质和抗病能力。

（3）已发生疣病者，应注意避免搔抓、摩擦疣体，同时忌自行用剪刀修挖疣体，以免自体接种播散；男性胡须部位患疣时，避免因剃须刮破而播散。

（4）疣有一定传染性，如群体生活或家庭中有人患了疣病，其毛巾、脸盆、拖鞋应隔离分开使用，并定期消毒，以免互相传染。

【只要把"母瘊子"去掉，其他瘊子就会自己好?】

"母瘊子"是民间对发作比较早的瘊子（寻常疣）的俗称，因为其发作时间久，传染性强，人们会误认为其他瘊子由其繁衍而来。有人说，只要把"母瘊子"揪掉，其他瘊子就会自然掉，于是剪子、小刀甚至烟头就成了他们的工具。结果可能是少数人有好转，但更多的人加重了，皮肤破溃后更易扩散感染。

实际上，疣是由 HPV 感染引起的，它并没有公母之分，或者说任何一个疣体，表面都有病毒，都具有传染性。即使通过外在办法把其中一个去掉，对其他疣体的影响也不大。或者说只要有一个残留，它就是一个所谓的"母瘊子"，都可能会继续传染扩散。部分患者在治疗消退较大的疣体后，周边小疣也随之而退，这是局部免疫状态发生改变的结果。

自行修剪和外用药物很难根除疣，反而有可能因为频繁刺激及自体播散传染，导致疣越长越大，越长越多。建议到皮肤科就诊，做激光或是冷冻、局部封闭治疗，必要时配合干扰素或者其他抗病毒药物使用，才能达到治愈的目的。

四、疥疮

【案例】王某，男，部队战士，19岁，全身瘙痒半月余，夜间瘙痒明显，基层卫生队以皮炎或湿疹治疗无效，皮损加重。所在班排同宿舍中多人出现类似症状。查体：全身以腹部、大腿内侧为主，散在分布针尖大小红色或皮色丘疱疹，部分结痂、少许渗出，阴囊、包皮可见散在的暗红色约3毫米大小的结节。实验室检查：镜检发现疥虫及其虫卵。诊断：疥疮。

（一）发病原因

疥疮俗称"闹疮"，是由疥螨（又称疥虫）寄生皮肤引起的传染性皮肤病。疥疮主要通过接触传播，传染性较强，在集体宿舍或家庭中易发生流行。直接接触包括性接触，甚至握手行为都可传染。疥螨离开人体后还可在衣服、被褥、床单、枕巾、毛巾上存活2~3天，因此也可通过患者使用过的衣物而间接接触传染。

疥螨成虫寄生在人体表皮角质层内，在皮下开凿一条与体表平行迂曲的隧道，在其内产卵。瘙痒症状与疥螨在皮损中的活动、疥螨粪便等排泄物的物理和化学刺激，以及人体炎性因子和某些细胞的参与有关。

（二）临床表现

疥螨好侵入皮肤较薄而柔软的部位（薄嫩处），如指缝、手腕、前臂、肘窝、腋窝、乳晕、脐周、下腹部、外生殖器及臀部等。很少累及头面部，儿童例外。

皮损为针尖或小米粒大小的丘疱疹和疱疹。指缝处常可发现由疥虫所掘出的虫道（疥虫隧道），在隧道口可用针尖挑出疥螨雌虫，这是疥疮特有的症状。但有人因搔抓或继发病变如感染、湿疹化、苔藓样变等，而见不到典型的疥虫隧道。在阴囊、阴茎、龟头等处可发生3~5毫米的暗红色结节，称"疥疮结节"，为疥螨死后引起的异物反应。主要症状为剧痒，尤以夜间为甚。

【典型症状小结】针尖大小的丘疱疹和疱疹、疥虫隧道；部分患者可在阴囊、阴茎等处出现暗红色结节；常伴夜间剧痒；有接触传染史。

（三）治疗

争取早发现、早诊断、早治疗。治疗的原则为杀虫、止痒、抗过敏、治疗并发症。

治疗以局部外用抗疥药为主。一般在夜间用药，婴儿和老年人须涂抹全身皮肤（从头到脚趾），其他年龄群体治疗时涂抹除头皮和面部之外的皮肤。须特别注意的是，不能遗漏脚趾缝、臀沟、脐、指甲缝、肛门周围等处。

居于家中或集体宿舍的患者，包括没有症状的携带者，以及所有直接接触者，都必须同步治疗。局部外用药推荐再重复使用一次，以减少污染物媒介的再次侵袭和确保杀死疥螨。

常用药物有5%硫磺软膏、林旦乳膏等，用药期间不洗澡、不更衣，以保持药效，例如连用3天后即第4天才能洗澡更衣。瘙痒严重者酌情选用抗组胺药，继发感染者加用抗生素。因疥虫卵在7~10天后才能发育为成虫，所以外用药物治疗后应观察2周，如无新皮损出现，方可认为痊愈。一次治疗未愈者，间隔1~2周后重复使用药物治疗。

疗程结束时再用热水、肥皂洗澡，并及时更换清洁衣被，将换下的衣被用水煮沸消毒或烫洗曝晒。疥疮容易反复，但只要注意用药方法和消毒，是能够在3~5天内快速治愈的。

（四）预防

疥疮作为一种接触性皮肤传染病，极易迅速传播，预防就显得特别重要。

（1）注意个人卫生：做到"三勤"，即勤洗澡、勤换衣、勤晒衣被。

（2）尽快消灭疥螨：须对疥疮患者及时诊断、正确治疗。患者必须严格隔离，患病期间不与其他人同睡同卧、互换衣服等，以免接触传染他人。对于暂时无症状的密切接触者，比如患者的家庭成员或住集体宿舍的其他人，最好同时接受治疗才能根治。

（3）切断传播途径：避免与患者过性生活、同居、握手等直接接触。患者用过的衣物及被褥要全面消毒，如煮沸消毒、热水烫洗或高温下干燥，或装在塑料袋子中包扎保存10天以上，待疥螨和虫卵饿死后清洗。健康者帮助患者涂药、洗晒衣服后，应用硫磺皂等洗手，防止传染。

（4）养成良好防病习惯：除个人衣物不能和患者的衣服放在一起外，平时注意不要睡卧他人床铺，不要共用衣裤，尤其是内衣裤，不用他人的被褥、床单。值班共用衣被需要及时消毒。脚盆、脸盆须专用，或使用公共用盆前要全面擦洗。出差后及时处理个人卫生。

上篇　常见皮肤病

【疥疮治疗后为什么仍感觉剧痒不适？】

疥疮患者按规定疗程治疗后，大部分在 3 天内瘙痒即可消失，但也有部分患者的瘙痒和原有皮损可持续存在 2~4 周。只要不出现新皮损，这种反应并非代表治疗失败，而是机体对已死的疥螨产生反应，数周后会随着表皮的自然剥脱而消失。但阴囊上的疥疮结节，有时可持续较长时间并有剧烈瘙痒，为过敏反应所致，顽固者可外用糖皮质激素、局部封闭或冷冻等。

拓展阅读

"虫虫特攻队"的出战宣言

导读：酷暑时节，又到了万虫瞩目的昆虫技能大赛，本届主题是"谁是攻掠人类最大器官的超能者？"。蚊子但笑不语，隐翅虫挥挥衣袖，蜂、蛛、蝎、蜈蚣等不屑一顾，那么我们来看看最后参赛的选手。

扫码查看全文

五、毛囊炎、疖

【案例 1】 王某，男，28 岁，平时喜吃油腻食物，易出汗。近期在头部发现红色充实性丘疹，伴轻度瘙痒和疼痛。因皮疹增多遂就诊于医院。查体：头部可见数个红色毛囊性丘疹，部分中央有脓疱，部分已结成黄褐色痂皮。诊断：毛囊炎。

【案例 2】 姜某，女，9 岁，平时挑食，营养不良，有轻度贫血。入夏以来头面部起红色丘疹，开始为米粒状红色凸起，后逐渐增大，顶端溃破流脓血，伴红肿热痛，此起彼伏，反复发作。查体：头面部多个锥形隆起，大小不一，基底部潮红肿胀，充实发硬，触之疼痛，部分顶部有黄白色点状脓栓，脓点中央有毛发贯穿。诊断：疖病。

（一）发病原因

毛囊炎是局限于毛囊口的化脓性炎症，病因主要是金黄色葡萄球菌感染，多见于成年男性。部分毛囊炎可以由真菌（如马拉色菌）合并感染引起，高温、多汗、不清洁、搔抓及机体抵抗力低下为本病的诱因。

疖是金黄色葡萄球菌等细菌侵入毛囊深部和毛囊周围而引起的急性化脓性炎症。多发和反复发生者则称为疖病，常见于营养不良的小儿或糖尿病病人。常发生于炎热的夏季，高温、潮湿、多汗，皮肤不清洁，患病体弱等均为该病诱因。

(二) 临床表现

1. 毛囊炎

好发于头面部、颈部、臀部及外阴。初起为与毛囊口一致的红色充实性丘疹或由毛囊性脓疱疮开始，米粒至绿豆大小，轻度瘙痒，之后迅速发展演变成丘疹性脓疱，中间贯穿毛发，四周红晕有炎症，继而干燥结痂，约经1周痂脱而愈，一般不留瘢痕。毛囊炎可反复发作，多年不愈，甚至进展为深部感染，形成疖、痈等。如发生于胡须部则称为须疮。

毛囊炎的典型症状：与毛囊口一致的红色充实性丘疹，或由毛囊性脓疱疮变成丘疹性脓疱，四周红晕有炎症。

2. 疖

疖可发生于身体任何有毛囊的部位，以皮肤裸露和摩擦处多见，如头面部、颈后、背部及臀部等。皮损初起为位于毛囊的圆形炎症丘疹或小结节，伴有红肿热痛的红色硬结，数日后结节中央坏死变软，有波动感，顶部出现黄白色点状脓栓，脓栓脱落后溢出血性脓液及坏死组织，炎症逐渐消退并结痂而愈。疖多为单发，若数目较多且反复发作、经久不愈，即为疖病。

若多个相邻毛囊及毛囊周围炎症相互融合而形成皮肤深部感染，则称为痈，可伴淋巴结肿大和全身中毒症状。

(三) 治疗

治疗以外用药物治疗为主；多发性毛囊炎及较严重的疖病、痈，应内服药物治疗。

（1）早期未化脓时，局部可外用莫匹罗星软膏、3%碘酊、20%鱼石脂软膏等。

（2）可酌情口服抗生素，如青霉素类、头孢类、大环内酯类或喹诺酮类抗生素。

（3）疖病患者应积极寻找基础疾病或诱因，必要时用免疫调节剂。

（4）在毛囊炎的早期也可采用物理治疗如超短波、远红外线、紫外线理疗以及热敷等。

（5）手术治疗：晚期已化脓破溃的疖、痈应及时切开引流，切忌挤捏和早期切开，尤其是发生于鼻孔及上唇"危险三角区"者。

(四) 预防

（1）未患病人员：平时应注意皮肤清洁卫生，防止外伤，增强机体免疫力。

（2）反复发生毛囊炎、疖的患者：平时应注意保持皮肤清洁，避免搔抓，避免皮肤损伤，抑制皮脂过度分泌，注意治疗引起机体抵抗力低下的慢性病如贫血、慢性肾炎、营养不良、糖尿病等，避免长期应用糖皮质激素及免疫抑制剂。

（3）疖病患者：关键在于防止自身接种传播。鼻腔、肛周及相邻区皮肤带菌是疖病复发的重要因素，可用莫匹罗星软膏涂布鼻翼，全身系统应用抗生素，连续10天左右，可有效清除鼻腔带菌状态；以及用抗菌香皂清洗肛周，内衣经常换洗、常洗手等。

【毛囊炎患者应注意哪些事项？】

1. 患者平时要尽量少食刺激性食物、高糖高脂及煎炸类食品、海鲜、酒等，并多食蔬菜、水果，补充维生素，保持大便畅通。

2. 注意皮肤清洁，同时避免搔抓等刺激。头皮毛囊炎患者需要注意随时保持头皮凉爽，改变过度洗头的习惯，每周洗 2~3 次为宜。

3. 生活规律，注意休息，保持睡眠充足，提高睡眠质量；注意放松心情，舒缓压力；积极锻炼身体，增强机体抵抗力。

4. 穿着宽松、透气性好的衣物，避免焐、热以及过度流汗。

5. 避免外伤以防止细菌入侵；当皮肤出现伤口时，要及时消毒处理。

6. 毛囊炎要积极尽早正确治疗，通常可在 1 周内痊愈，不留瘢痕。但如长期拖延至病情严重或侵犯较深，或有并发症的产生，则可能留下瘢痕。

7. 面部出现疖肿，尤其是鼻孔和上口唇部，千万不可挤捏，因为面部有丰富的毛细血管网及淋巴管网，并和颅内血管网互通，挤捏易引发海绵窦血栓性静脉炎、脑脓肿、败血症，甚至危及生命。

第三章　湿疹、皮炎、荨麻疹及瘙痒性皮肤病

一、湿疹

【案例1】　范某，女，23岁，1个月前右侧耳根部发痒，触之有粟粒状丘疹，搔抓后有渗液。口服泼尼松、氯苯那敏，外敷氟轻松软膏5天，症状缓解，但停药后又开始发作，并迅速蔓延扩大。查体：面部3厘米×2.5厘米、颈部3.5厘米×4厘米的皮损，边界不清，皮肤有苔藓样变，有渗液，皮损周围有散在丘疹、丘疱疹。诊断：湿疹。

【案例2】　张某，男，37岁，双手掌增厚、皲裂、瘙痒2年余。患者从事汽车修理工作近十年，每日均用洗衣粉清洗油污。2年前双手掌开始出现红斑、针尖至粟粒状丘疹若干，自觉剧烈瘙痒，搔抓后有少量液体渗出。涂抹中药外用膏剂（药名不详）后红肿及渗出减轻，但是皮肤逐渐干燥、增厚，表面粗糙，伴有脱屑，呈阵发性瘙痒，在接触机油、洗衣粉等后症状加重，尤其是在冬季。查体：双手掌皮肤干燥，角化增厚明显，脱屑，掌纹处皲裂出血。实验室提示真菌阴性。诊断：皲裂性湿疹。

（一）发病原因

湿疹是一种具有多形性皮疹及渗出倾向的真皮浅层及表皮炎症。湿疹的英文为eczema，由古希腊语ekzein演变而来，意为"沸腾的、冒泡的水"，描述了一种"皮肤发红、出现小水疱、渗出黄水"的皮肤病；而中医认为湿疹因"湿""热"而起。湿疹的特点是伴有明显瘙痒、易反复发作和慢性化。皮疹呈多样化，临床表现各异，一般急性期皮损以丘疱疹为主，慢性期则以苔藓样变为主。具体病因不明，目前认为由多种内外因素相互作用而致。

内在因素包括系统性疾病如慢性消化系统疾病、胃肠道功能障碍、慢性感染、内分泌失调、新陈代谢障碍、血液循环障碍、肿瘤等以及机体免疫异常、皮肤屏障功能障碍、精神紧张、失眠、过度劳累、情绪变化等。

外在因素如生活环境、气候条件等均可影响湿疹的发生。外界刺激如日光、紫外线、寒冷、炎热、干燥、多汗、热水烫洗、搔抓以及各种动物

皮毛、植物、化妆品、肥皂、人造纤维等均可诱发湿疹。某些食物如辣椒、鱼虾蟹、牛羊肉等可诱发或加重湿疹。某些患者的病情可能由迟发型超敏反应所致。

湿疹与皮炎并不能严格区分。皮炎泛指皮肤的炎症，而湿疹似应专指某些非感染性炎症。病因相对清楚的，皮疹偏于干燥的，多称为某某皮炎；而病因暂时不明的，渗出倾向明显的，则笼统诊断为湿疹。

（二）临床表现

湿疹按皮损表现，分为急性、亚急性及慢性三个阶段，但可从任何一个阶段开始发病并向其他阶段演变。

1. 急性湿疹

急性湿疹常见于头面、耳后、手足等露出部位，以及阴囊、肛周等处，严重者可弥漫全身，多对称分布。皮损多形性常表现为在红斑的基础上出现针头至粟粒大小的丘疹、丘疱疹或小水疱，常融合成片，边缘不清，自觉瘙痒剧烈，搔抓后可有渗出及小糜烂面。如继发感染，则形成脓疱，脓液渗出，结黄绿色或污褐色痂，还可合并毛囊炎、疖等。

2. 亚急性湿疹

亚急性湿疹可由急性湿疹炎症减轻或不适当处理后发展而来。表现为红肿及渗出减轻，但仍可有丘疹及丘疱疹，皮损呈暗红色，可有少许鳞屑。患者仍自觉有明显瘙痒。如再次暴露于致敏原、新的刺激或处理不当，可导致急性发作。如经久不愈，则可发展为慢性湿疹。

3. 慢性湿疹

慢性湿疹常由急性、亚急性湿疹迁延而来，也可由于轻微刺激、持续而一开始就表现为慢性化。常见于小腿、手、足、肘窝、腘窝、外阴、肛门等处，多对称发病，表现为患病皮肤浸润性红斑上有丘疹、抓痕及鳞屑，局部皮肤肥厚、表面粗糙，有不同程度的苔藓样变，可伴色素沉着或色素减退。自觉瘙痒，常呈阵发性。在一定诱因下可急性发作，病情时轻时重，延续数月或更久。

4. 以皮损部位命名的湿疹

（1）手部湿疹：手部接触外界各种刺激的机会较多，故湿疹发病率高。多数起病缓慢，手部干燥，出现暗红斑，局部浸润肥厚，冬季常开裂。多见于家庭主妇，因此也称为"主妇手"。

（2）乳房湿疹：好发于乳头、乳晕及其周围，皮损呈暗红斑，其上有丘疹和丘疱疹，可伴糜烂、渗出和裂隙，瘙痒明显，有裂隙时可出现疼痛。

仅发生于乳头者称为乳头湿疹，多见于哺乳妇女，停止哺乳后易治愈。如顽固不愈或一侧乳房发生者，应注意排除湿疹样癌。

（3）阴囊湿疹：俗称"烂裆"，局限于阴囊皮肤，有时延及肛门周围，少数可延至阴茎。瘙痒剧烈，皮疹呈多形性改变，容易复发。

（4）肛周湿疹：局限于肛门周围皮肤，少数可累及会阴部。肛周湿疹会引起剧烈瘙痒，不自主搔抓或热水烫洗容易导致局部皮肤增厚、出现苔藓样变，易继发感染。相关病因有痔疮、肛裂、蛲虫感染等。

此外，还有一些其他湿疹类型：婴儿湿疹又称为奶癣或胎敛疮；钱币状湿疹好发于四肢，皮损为密集小丘疹和丘疱疹融合而成的类圆形钱币状斑片，直径1~3厘米；自体敏感性湿疹是随着皮肤病变原发灶（常为湿疹）恶化，产生致敏作用，导致四肢和躯干突然出现泛发性丘疹、丘疱疹、水疱改变，自觉瘙痒；传染性湿疹性皮炎又称传染性湿疹，是在外伤、中耳炎、皮肤感染、褥疮等渗出性皮损周围发生湿疹，可随搔抓方向播散。

【典型症状小结】　　边界不清的红斑、丘疹，表面粗糙、脱屑，皮疹多样，对称分布，瘙痒剧烈；急性期有渗出倾向，搔抓后常有淡黄色渗出液；慢性期皮肤增厚、浸润，上覆少量鳞屑。

（三）治疗

湿疹病因复杂，不同临床形态和部位有不同特点，而对不同时期、不同部位的皮损，处理方法各异。因此，患者一旦出现湿疹症状，不要自行购药，尽早去正规医院，在皮肤科医生的指导下治疗。建议尽可能地找出并避免致病或诱发病情加重的可疑因素，发病期间应避免食用辛辣食物及饮酒，避免过度洗烫。

1. 内用药物治疗

系统治疗的目的在于抗炎、止痒，主要为抗组胺类、镇静类药物。一般不轻易口服糖皮质激素，它虽然能很快控制症状，但停药易复发，长期应用易引起许多不良反应，仅在皮疹广泛、严重时可短期应用。雷公藤制剂在病情严重时可考虑选用。还可应用维生素B、维生素C及免疫调节的药物，如胸腺肽、转移因子等。对继发感染者可加用抗生素治疗。

2. 外用药物治疗

需要根据皮损的情况选用适当的剂型和药物。急性湿疹无渗出时，外用炉甘石洗剂，瘙痒明显时加用糖皮质激素霜剂；渗出多者可用3%硼酸溶液或生理盐水冷湿敷，渗出减少后改用氧化锌油，有感染时可加莫匹罗星软膏、新霉素软膏等涂抹。亚急性期可选用氧化锌糊膏、2%~5%糠馏油糊膏或各种糖皮质激素乳膏。慢性期皮损可根据不同部位选用 1~2 种糖皮质激素制剂。局部免疫调节药物如他克莫司软膏用于治疗湿疹有较好的疗效，可减少长期应用糖皮质激素制剂引起的不良反应。顽固肥厚的皮损，可以在涂用上述药膏后用塑料薄膜封包，每晚一次；也可以用糖皮质激素进行皮损内注射治疗。

（四）预防

湿疹的病因复杂，预防原则在于注意避免不良刺激和搔抓，保持皮肤清洁。此外，须在专业医师的指导下用药，切忌乱用药。

（1）尽量避免接触可诱发湿疹的过敏原，如花粉、油漆、皮毛制剂、机油等各种外界刺激。

（2）尽量少接触化学成分用品，如肥皂、洗衣粉、洗洁精、部分化妆品等。

（3）减少摄入易致敏和刺激性食物和饮品，如辣椒、海鲜、浓茶、咖啡、酒类。

（4）宜穿宽松棉质内衣，少穿丝毛以及化纤内衣。

（5）忌用热水烫洗或过度搔抓皮肤。

（6）积极治疗原有的自身疾病，避免自身可能的诱发因素。

（7）平时还应加强体育锻炼，做到生活规律，避免过劳，并保持良好稳定的情绪。

【湿疹患者应注意哪些事项？】

1. 尽可能找出并去除致病因素（如记日记，将食物、接触物情况与皮疹发展情况进行比较），尽量脱离可能的过敏原，或尽可能减少接触机会。必要时借助医学手段如点刺试验、斑贴试验、特异性 IgE 测定来查找过敏原。

2. 保持患部清洁，还需要加强滋润保湿。湿疹的"湿"字只是说明湿疹在急性发病过程中会出现皮损渗液等临床表现，而保湿护理在急性期可减少渗液，在慢性期皮肤干燥皲裂时更起到保护作用。可先保湿护理后再使用外用药治疗。

3. 忌用热水烫洗。干燥季节，减少洗澡次数，以淋浴为主，避免热水烫洗、过度清洗，选择温和的沐浴乳。沐浴后身体微湿时，应立即擦拭油脂性的乳液来滋润皮肤。平时减少接触肥皂、洗衣粉。

4. 避免搔抓和局部摩擦。当皮疹瘙痒难忍时，可暂时拍打止痒，并冷湿敷或涂抹止痒药剂。转移患者注意力，避免剧烈暴力搔抓。应剪短指甲，必要时睡眠中加戴手套。

5. 作息规律，加强体育锻炼，劳逸结合，避免熬夜，保持充足睡眠，保持大便通畅，避免精神紧张，保持乐观的心态，避免情绪波动。

6. 尽量穿棉质宽松内衣，少穿易过敏的羊毛、丝、尼龙、人造纤维衣服，以及化纤贴身衣服、皮毛制品等。

7. 培养健康的饮食习惯，避免偏食，饮食清淡、易消化，低盐少油，多吃新鲜水果、蔬菜、豆类，发病期间忌摄入酒、咖啡、姜、辣椒、羊肉等辛辣"温热"食物和饮品，以及海鲜等"发物"。注意饮食与发病的关系，发现食用某种食品诱发或加重湿疹时，应禁食。多数婴儿湿疹由牛奶、鱼类及鸡蛋等蛋白质所引起，若能母乳喂养或使用水解奶粉则较不易引起过敏。

8. 关注环境温度和湿度，避免过于闷热或干燥。如果湿度低，室内干燥，皮肤屏障已被部分破坏的湿疹患者更易丧失水分，导致皮肤干燥，引起瘙痒或者湿疹反复加重。所以房间的湿度最好保持在45%~65%。如过于潮湿，也会使湿疹加重，且易滋生细菌导致感染。平时还应避免皮肤暴露在冷风或强烈日晒下。

9. 勿听信网络、坊间偏方自行购药治疗。网上有不少标榜治疗湿疹的复方制剂、激素制剂，应注意鉴别，谨慎使用，否则可能解决不了问题，反而会加重病情。即便是外用药，最好也在皮肤科医师的指导下使用。含激素的药膏不宜大面积或长期使用，否则可导致皮肤发红、毛细血管扩张、皮肤萎缩等副作用。

拓展阅读

奇痒难耐的湿疹

导读：夏季炎炎，湿热难耐，由于环境的潮湿加上蚊蝇细菌的滋生，很多皮肤病开始发作，湿疹便是其中最为常见的一种。湿疹的病因有哪些？得了湿疹须"五不要"。

扫码查看全文

二、接触性皮炎

【案例1】 刘某，男，32岁，在3个月前搬入新家，近2个多月在臀部、双大腿后侧皮肤上反复出现红斑、红疹，有渗液、脱屑，伴有瘙痒。查体：臀部及大腿后侧皮肤接触马桶座边的部位，有对称的弧形、条状红斑，边缘整齐规则，部分部位已增厚粗糙，上有丘疹和少许水疱。经对症治疗、几天不直接接触其新住所的马桶圈后，症状好转。诊断：接触性皮炎，马桶皮炎。

【案例2】 王某，女，45岁，2天前因腰部疼痛贴某品牌止痛膏药，在药膏贴敷部位渐感灼热、瘙痒、刺痛。查体：后腰部有手掌大的水肿性红斑，边界清楚，其上散在米粒至花生大小水疱，疱壁紧张，疱液清亮，部分水疱破溃结黄痂。诊断：接触性皮炎。

（一）发病原因

接触性皮炎是皮肤黏膜接触某些外源性物质后，在皮肤黏膜接触部位发生的急性或慢性炎症反应，一般表现为红斑、肿胀、丘疹、水疱甚至大疱。

能引起接触性皮炎的物质很多。化学性物质是主要病因，主要有：金属及其制品如铬、镍等；日常生活用品中的肥皂、洗衣粉、洗涤剂、乳胶手套、皮革、塑料及橡胶制品等；化妆品如彩妆、染发剂、香料等；外用药物如汞、抗生素软膏、清凉油等；杀虫剂、除臭剂；各种化工原料如染料、汽油等。而动物性物质有：动物的毒素、毒毛，如斑蝥、毛虫等。植物性物质有：某些植物的叶、茎、花、果等，如橡树、漆树、荨麻、猫眼草、少数瓜果蔬菜、花粉等。

按发病机制，接触性皮炎可分为刺激性接触性皮炎、变应性接触性皮炎两种。有些物质在低浓度时可以为致敏物，在高浓度时则为刺激物或毒性物质。

1. **刺激性接触性皮炎**

接触物本身具有强烈刺激性（如强酸、强碱等化学物质），任何人接触都可发病。某些物质如肥皂、有机溶剂等化学物质刺激性弱，但在一定浓度下接触一定时间也可致病。皮损多限于直接接触部位，边界清楚，停止接触后皮损可消退。

2. **变应性接触性皮炎**

接触物本身无刺激性，如香料、金属、橡胶、去污剂、杀菌剂、颜料等，多数人接触后不发病，仅有少数人初次接触后致敏，此时为诱导期，不产生反应。如经过1~2周后再次接触该物质，即进入激发期，一般12~48小时内在接触部位及其附近发生明显炎症反应，皮损往往更为广泛，可对称分布，易反复发作，皮肤贴斑试验为阳性。

（二）临床表现

皮炎表现一般无特异性，由于接触物、接触方式及个体反应不同，发生皮炎的形态、范围及严重程度也不相同。根据病程可分为急性、亚急性和慢性，此外还存在一些特殊临床类型。

1. 急性接触性皮炎

一般起病较急，皮损多局限于接触部位，少数可蔓延或累及周边部位。典型皮损为边界清楚的红斑，形态与接触物有关：如对内裤染料过敏者，皮损可呈裤形分布；对腰带扣金属过敏者，肚脐下产生红斑；如接触物为气体、粉尘，则皮损多在身体暴露部位，且皮损弥漫，边界不清。

红斑上有丘疹和丘疱疹，重症时红斑肿胀明显，可伴水疱、大疱，而水疱破裂则有糜烂、渗液和结痂。如为强酸、强碱导致的刺激，可使表皮坏死脱落，甚至发生溃疡。当皮炎发生于眼睑、口唇、包皮、阴囊等组织疏松部位时，肿胀明显，边缘不清，皮肤发亮，表面纹理消失。患者自觉瘙痒、烧灼感，可有疼痛感，少数严重患者可有发热、畏寒、头痛、恶心等全身症状。

本病为自限性疾病，一般去除病因后经积极处理，1~2周可痊愈，遗留暂时性色素沉着。反复接触刺激性较弱、浓度较低的物质或急性期皮损处理不当，可以转为亚急性或慢性。

2. 亚急性和慢性接触性皮炎

如接触物的刺激性较弱或浓度较低，皮损一开始可呈亚急性，表现为红斑、丘疹，边界不清楚。长期反复接触的刺激物可导致局部皮损慢性化，表现为皮损增生或变得皮糙肉厚，呈红褐色苔藓样变。

3. 特殊类型接触性皮炎

（1）化妆品皮炎：接触化妆品或染发剂后所致的皮炎，轻者在接触部位出现红肿、丘疹、丘疱疹，重者可在红斑的基础上出现水疱甚至泛发全身。

（2）尿布皮炎：由尿布更换不勤、细菌分解尿液后产生较多的氨刺激皮肤所致，皮损形态和尿布包扎方式一致。

（3）漆性皮炎：由油漆或挥发性气体引起的皮肤致敏，多累及暴露部

上篇　常见皮肤病

位。表现为潮红、红肿、丘疹、丘疱疹、水疱等。患者自觉瘙痒及灼热感。

（4）空气源性接触性皮炎：空气中的化学悬浮物可能导致暴露部位，特别是上眼睑、面部的急性和慢性皮炎。喷雾剂、香水、化学粉尘、花粉等均可能为致敏原。

【典型症状小结】　有接触史。刺激性物质接触部位出现红斑或密集丘疹，严重者有水疱和渗出。如长期接触弱刺激物，接触部位皮肤粗糙增厚、色素加深，可有苔藓样变。可有瘙痒、烧灼感甚至疼痛感。如去除病因后经适当处理，皮损很快消退也可提示本病。

（三）治疗

首要治疗措施是寻找致敏原因、迅速脱离致敏物，并治疗已出现的症状。变应性接触性皮炎治愈后应避免再次接触致敏物，以免复发。

1. 脱离致敏原

通过医生详细询问病史，从病史中分析可能有关的致敏原。可进行皮肤斑贴试验，一旦找到过敏物质，以后力求避免接触。对于皮肤上残留的毒性或致敏物质，立即用大量清水或生理盐水冲洗，避免肥皂水洗、热水烫洗。接触物若为强酸，可用弱碱性液体冲洗（如苏打水）；如为强碱性物质，可用弱酸性液体冲洗（如硼酸液）。

2. 避免刺激

出现皮肤症状时，应尽量减少局部刺激，避免搔抓，不使用刺激性药物，不宜用热水烫洗，避免强烈日光或热风刺激。

3. 内用药物治疗

系统性治疗以止痒、脱敏为主。内服抗组胺类药物，如赛庚啶、西替利嗪、氯雷他定等；大剂量维生素C口服或静脉注射；静脉推注10%葡萄糖酸钙注射液。重症泛发者，可短期应用糖皮质激素，如口服泼尼松、曲安西龙或地塞米松片，肌内注射得宝松。如合并感染，可加用抗生素，轻者口服罗红霉素、头孢氨苄或磺胺类药物；重者静脉给予青霉素、头孢类菌素或喹诺酮类抗生素。

4. 外用药物治疗

应根据皮损情况分别用药。轻度红肿、丘疹而无渗出时，选用炉甘石洗剂、地奈德乳膏、丙酸氟替卡松乳膏、糠酸莫米松乳膏等，也可外涂含有松馏油、糠馏油、氧化锌的油膏。红肿明显、有渗液者可用生理盐水湿敷，渗出不多时可外用锌氧油，待渗液停止、肿胀消退后，可改用糖皮质激素霜剂或油膏外涂。亚急性或慢性阶段，可用糖皮质激素软膏，也可用焦馏油类如黑豆馏的乳剂或糊剂。有感染时，可加用莫匹罗星软膏等。

【为避免接触性皮炎，化妆品是不是越贵越好？】

皮肤科专家认为，劣质化妆品致敏概率高些，但并不是说化妆品越贵越好。要选择适合自己的正规品牌的化妆品。欧美品牌的化妆品可能并非针对亚洲人的皮肤，不要盲目追求欧美品牌，要看自己对化妆品成分是否过敏，敏感性皮肤最好选用医学护肤品。使用某种新化妆品前，建议先将化妆品涂于手肘内侧，观察1~2天，如无症状，则不过敏；若出现红肿痒痛症状，则不宜使用。

（四）预防

避免再次接触已知过敏原。如过敏原未知，应积极查找、分析可能导致发病的致敏因素，必要时可进行贴斑试验。过敏体质者还需要注意以下事项。

1. 注意日常穿戴

衣物、首饰的成分复杂，要明确其中直接导致过敏的成分非常困难。一般情况下，尽量按下述防过敏常识进行日常穿戴：选择较少引发皮肤过敏的纯棉质地的内衣裤，尽量不穿丝、毛织品或人造纤维服装；最好不要穿着过紧的衣裤，宜选择宽松、透气性好的衣物；贴身衣物最好不带颜色及印染图文，去除衣物商标，以减少刺激；洗衣后要多漂洗，去除肥皂、洗衣粉、香料等残留物。

此外，炎热的夏季最好换用非金属类的皮带扣，或者穿较合体的、不用系皮带的衣裤，以避免金属物接触皮肤引起过敏。过敏体质者尽量少戴饰品，注意定期清洗饰品，睡觉时最好不要佩戴。一般情况下，纯金银或珠宝首饰性能稳定，发生皮肤过敏的概率较低，而合金首饰由于成分复杂，而且某些成分还会溶于汗液，在渗入皮肤后就有可能导致接触性皮炎。

2. 适当选择食物

有些人担心过敏复发，就长期维持所谓的清淡饮食，不敢吃肉、海鲜等，这其实是一个认识误区。首要原则是不吃已经明确的、会导致自己过敏的食物，也就是说，如果你对某种海鲜过敏，那就肯定不应食用该海鲜；而反过来说，如果以往从来没有因为吃该海鲜而发生过敏，那就可以放心食用。由于过敏的发生往往和免疫系统功能紊乱有关，而良好的营养水平是维持正常免疫功能的基本条件，所以，易过敏人群饮食应保证均衡、充足的营养摄入，当然这应该基于避开明确或高度可疑过敏原的前提。当然，反复过敏的患者，对于辛辣等刺激性食物、油炸食品及酒类，以及各种"发物"等，还是宜尽可能避免。

3. 清洁居住环境

尘螨、毛、皮屑等易引发或加重过敏反应。因此，宜经常在阳光下晾晒床垫、被子、枕头、凉席等；定期清洗床单、被套；尽量不养宠物，不铺地毯，经常除尘。此外，不建议在室内吸烟，居室注意通风透气，避免使用空气清新剂等。

4. 改善办公环境

部分办公楼的空调为中央空调，且窗户大多无法开启，形成了一个半封闭的环境，为各种过敏原的蓄积创造了条件。一些办公设备如复印机、打印机等在使用过程中产生特殊的粉尘、气体，被过敏体质的人接触到就有可能发病。因此，应尽可能增加通风排气，加强地毯等的清洁。便携式的加湿器或空气净化器有助于改善局部环境的空气质量。

5. 户外环境中做适当防护

如过敏发病可能与环境因素有关，就要在外出时做好相应的防护。如对花粉过敏，在花粉季节就尽量减少外出，尤其不要去花草茂盛的郊外或公园。外出时戴口罩和眼镜、穿长袖衣服，均有助于避免吸入或者皮肤接触到花粉。

【什么是镍皮炎？】

镍是人们经常接触的物质，有较强的致敏性，常可引起接触性皮炎，即镍皮炎。镍皮炎多发生于接触镍及其化合物1~2个月之后，属于迟发型超敏反应（当再次接触相同过敏原时才发生过敏反应），在接触部位出现红斑、丘疹，伴糜烂、渗出性皮疹，慢性者呈苔藓样改变，剧烈瘙痒。镍皮炎常发生于接触含镍的耳环、发夹、手镯、手表、戒指、别针、皮带头、金属眼镜架、牛仔裤扣子的部位。即使是佩戴金首饰，其金属钩和焊料也可能含镍，从而引起皮炎。由佩戴的金属镜架引发的镍皮炎，称为"镜架皮炎"；由佩戴的金属表带引发者，称为"表带皮炎"。接触含镍的钱币、门把手、水龙头也可发生过敏反应。

镍皮炎常在夏季发病或加重。夏季皮肤多汗，汗液中的氯化钠可与镍结合形成氯化镍，而且出汗时角质层含水量增加，可促进其吸收，从而引起皮炎、湿疹等过敏反应。

> **拓展阅读**
>
> **夏季常见的五大皮肤问题**
>
> 导读：夏季是各种皮肤问题的多发季节，各种各样的皮肤病接踵而至，本文就带大家一起了解一下夏季常见的几种皮肤问题以及处理方式：① 丘疹性荨麻疹（虫咬性皮炎）；② 手足癣；③ 接触性皮炎；④ 日光性皮炎；⑤ 病毒疹。
>
>
> 扫码查看全文

三、神经性皮炎

【案例】赵某，男，40岁，IT行业精英，常年熬夜，近2年工作压力增大，情绪暴躁，后颈部常感瘙痒，不自觉搔抓，皮肤渐增厚，出现较深的皱褶。近半年后颈部肥厚皮肤上出现多角形扁平丘疹，并渐融合成片，在熬夜、心情烦躁、辛辣饮食后瘙痒加重。查体：后颈部有掌心大的皮沟加深、皮嵴隆起的红色斑片，呈苔藓样浸润，表面有少许鳞屑，边界清楚。诊断：神经性皮炎。

（一）发病原因

神经性皮炎又称慢性单纯性苔藓，是一种常见的慢性皮肤神经功能障碍性皮肤病。临床表现为阵发性剧痒和皮肤局限性苔藓化（变厚、发硬、脱屑）。因神经性皮炎好发于颈项部，中医称其为摄领疮，"如癣之类，生于项上痒痛，衣领拂着即剧，是衣领揩所作，故名摄领疮也"，亦说明该病由局部刺激引发。

本病病因尚不清楚，可能与神经精神性因素（如性情急躁、紧张、忧郁、焦虑不安、思虑过度、睡眠不佳等）、饮食（如饮酒、进食辛辣食物和鱼虾等）、胃肠道功能障碍、内分泌失调、生活环境突然变化、局部刺激（如衣领过硬而引起的摩擦、毛织品、化学物质、汗水浸渍、昆虫叮咬、感染病灶）等诸多内外因素有关。搔抓和慢性摩擦可能是主要的诱因或加重因素，病程中形成"瘙痒—搔抓—瘙痒"的恶性循环，造成本病发展并导致苔藓样变。

（二）临床表现

中青年多见，好发于颈部、上眼睑处，也常发生于双肘伸侧、腰骶部、股内侧、眼睑、女阴、阴囊和肛周区，多局限于一处或两侧对称分布。初

上篇　常见皮肤病

发时没有皮疹，仅有瘙痒感，但由于搔抓、摩擦，皮肤渐出现集簇的多角形扁平丘疹。

患者自觉阵发性瘙痒，常于局部刺激、精神烦躁时加剧，夜间明显。由于阵发性剧烈瘙痒，患者经常搔抓，丘疹增多渐融合成苔藓样斑片，直径可达2~6厘米或更大。边界清楚，可为圆形、类圆形或不规则形，部分患者皮损分布广泛，可蔓延至躯干部。皮损及其周围因长期搔抓可见抓痕或血痂，也可因外用药物不当而产生接触性皮炎或继发感染。本病病程缓慢，无传染性，经正规治疗皮损可完全消退，但易反复发作。

【典型症状小结】　多角形扁平丘疹，呈苔藓样浸润，肥厚粗糙；阵发性剧痒；与神经精神因素关系密切，反复发作。

（三）治疗

治疗的目的主要是止痒，避免患者因搔抓而进一步加重病情。

1. 内用药物治疗

可选用抗组胺药物、钙剂、维生素C系统性治疗，配合应用维生素B族内服；瘙痒严重影响睡眠者，睡前加服镇静剂；皮疹严重者，可用普鲁卡因静脉封闭；皮疹泛发者，可联合使用雷公藤制剂。

2. 局部治疗

局部治疗可选用糖皮质激素软膏、霜剂、溶液外用。皮损肥厚者可在涂药后封包或联合使用维A酸类药膏或者10%黑豆馏油软膏，皮损难治者可选用糖皮质激素做皮损内注射治疗，皮损泛发者可选用药浴、麦饭石浴、紫外线治疗。此外，浅层X线、氦氖激光照射、神经或区域神经末梢阻滞等也有较好的治疗效果。

【神经性皮炎很难根治，只求不复发】

神经性皮炎，病不大却很烦人，常让人奇痒难忍、坐立难安，甚至夜不能寐。很多患者希望有灵丹妙药能斩草除根，不再复发。

对此皮肤科专家表示，神经性皮炎是一种皮肤神经功能障碍性皮肤病，一旦遇到高压力、摩擦、日晒等诱发因素很容易复发，就如同着凉了会感冒一样，并没有根治之方。发现神经性皮炎症状后，尽快到正规医院寻求有效治疗，根据皮肤科医生的指导，定时使用药膏或服用相关药物，皮损可以消退。通过改善生活习惯、加强日常护理等方式可降低复发概率。

（四）预防

神经性皮炎越抓越痒，越痒越抓，越抓越厚，所以预防的重点是避免搔抓。

1. 减少刺激

神经性皮炎反复迁延不愈、皮肤局部增厚粗糙的最主要原因是剧痒诱发的搔抓。患者要树立正确应对、有毅力即可避免复发的信心，避免衣物摩擦，避免各种机械、物理刺激，以及避免通过用力搔抓及热水烫洗等方法来止痒。这是切断上述恶性循环的重要环节。

2. 放松紧张情绪

部分患者脑电图出现非特异性变化，因此认为神经性皮炎可能与大脑皮质的抑制和兴奋功能失调有关。所以要保持乐观，防止情绪过激，特别是注意避免情绪紧张、焦虑、激动，生活力求有规律，不熬夜，注意劳逸结合。必要时辅以心理治疗。

3. 调节饮食

为避免复发，宜忌烟酒，避免喝浓茶及进食辛辣刺激食物，保持大便通畅，积极治疗胃肠道病变。

【神经性皮炎患者的注意事项有哪些?】

1. 需要明确认识到必须停止搔抓或摩擦患处皮肤的重要性。患处皮肤瘙痒难耐时，可用手拍打止痒或用生理盐水湿敷来舒缓皮肤痒感，外涂药膏之前先湿敷几分钟，可增强药物的渗透性。

2. 经常修剪指甲，减少皮肤被抓破及感染的风险。

3. 睡觉时戴手套，或者用绷带或敷料包扎患处皮肤，这对避免夜间熟睡中无意识的搔抓特别有效。

4. 放宽心态，自我疏导，及时宣泄压力，克服紧张焦虑、烦躁易怒的不良情绪，对有明显的焦虑、抑郁、失眠的患者，要积极对症治疗。

5. 培养良好的生活习惯，早睡早起，锻炼身体，多饮水、多吃蔬菜和水果，建议不吸烟饮酒，不饮咖啡、浓茶，不吃辛辣刺激食物，保持大便通畅。

6. 生活中留意和尽量避免容易使症状复发或加重的因素，如患者颈项部有神经性皮炎，要减少高领毛衣、衣服商标、项链等的摩擦和刺激。

7. 注意皮肤护理，科学洗澡。平日护理注意保持皮肤滋润，时常涂抹医学润肤产品，可有一定的止痒和修护皮肤屏障的作用。用温水洗澡，水温37~40℃为宜，一般不超过15分钟，尽量避免搓擦行为，避免接触肥皂等碱性洗涤用品或药皂等化学制剂，可少量使用温和无刺激的润肤沐浴露。

四、荨麻疹

【案例】 王某，女，15岁，周身红斑、风团伴瘙痒3天来诊。自诉3天前因上呼吸道感染在当地诊所输液治疗，具体用药不详，输完液回家后周身出现红斑、风团，色淡红，融合成片，有明显瘙痒感，期间有腹痛、腹泻。皮疹消退后，新风团样皮疹又起，此起彼伏。无发热，无恶心、呕吐，饮食尚可，睡眠欠佳。诊断：急性荨麻疹。

（一）发病原因

荨麻疹，亦称"风疹块"，是由于皮肤、黏膜小血管反应性扩张及渗透性增加而产生的一种局限性水肿反应，是皮肤常见病，有15%～20%的人一生中至少发作过一次荨麻疹。其病因复杂，约有一半以上患者不能够找到确切原因，特别是慢性荨麻疹。常见病因如下。

（1）食物：动物性蛋白，如鱼虾、蟹贝、牛奶和蛋类等；植物性蛋白，如草莓、番茄、葱、蒜等；某些食物添加剂，如柠檬黄、亚硫酸盐等。

（2）感染：各种病毒、细菌、真菌、寄生虫感染等，如上呼吸道感染、肝炎、扁桃体炎等。

（3）药物：常见的有青霉素、磺胺类抗生素、阿司匹林、吗啡、可待因、奎宁、阿托品、破伤风抗毒素、各种疫苗及血清制剂等。

（4）呼吸道吸入物及皮肤接触物：如花粉、尘螨、霉菌、动物皮屑、粉尘、某些气雾剂等。

（5）物理因素：冷、热、日光、摩擦及压力等。

（6）精神及内分泌因素：如情绪波动、精神紧张、抑郁等。

（7）全身性疾病：如风湿热、类风湿性关节炎、系统性红斑狼疮、肿瘤等。

（8）其他因素：凝血功能或免疫功能异常、昆虫叮咬、胃肠功能紊乱、妊娠或月经周期、内分泌紊乱（甲亢等）。

（二）临床表现

根据病程、病因等特征，本病分为急性、慢性和特殊类型荨麻疹等。

1. 急性荨麻疹

起病常较急，患者常突然自觉皮肤瘙痒，随即出现风团，呈鲜红或苍白色、皮肤色，少数病例亦可仅有水肿性红斑。风团的大小和形态不一，发作时间不定。风团逐渐蔓延，可相互融合成片。皮肤表面凹凸不平，呈橘皮样外观。风团持续数分钟至数小时，少数可长至数天后消退，不留痕迹。

皮损时间一般不超过 24 小时，但新风团可此起彼伏，不断发生。病情严重者可伴有心慌、烦躁甚至血压降低等过敏性休克症状。胃肠道黏膜受累可出现恶心、呕吐、腹痛和腹泻等；累及喉头、支气管时可出现呼吸困难甚至窒息；感染者可出现寒战、高热、脉搏加速等全身中毒症状。

2. 慢性荨麻疹

皮损反复超过 6 周以上者称为慢性荨麻疹。患者全身症状一般较轻，风团时多时少，反复发生，常达数月或数年之久，偶可急性发作，表现类似于急性荨麻疹。部分患者皮损发作有一定时间规律性，使用阿司匹林、非甾体抗炎药、青霉素、血管紧张素转换酶抑制剂、麻醉剂、乙醇等，或患发热性疾病时，荨麻疹出疹发痒症状可能会加剧。

3. 特殊类型荨麻疹

（1）胆碱能性荨麻疹：多见于青年，主要由于运动、受热、情绪紧张、进食热饮或酒类后，躯体深部温度上升，使胆碱能神经发生冲动而释放乙酰胆碱，作用于肥大细胞而发病。表现为受刺激数分钟后在躯干上部和肢体近心端出现散发、互不融合的直径 2~4 毫米的圆形丘疹性风团。患者自觉剧痒、麻刺或烧灼感，有时仅有剧痒而无皮损。感觉可在 30~60 分钟内消退。偶而伴发乙酰胆碱引起的全身症状如流涎、脉缓、瞳孔缩小、头痛、腹痛、腹泻，头晕严重者甚至晕厥。

（2）日光性荨麻疹：日光照射后数分钟在暴露部位出现红斑和风团，1~2 小时内可自行消退。部分患者在身体非暴露部位也可出现风团，严重者可有全身症状（如畏寒、乏力、晕厥和痉挛性腹痛等）。部分患者甚至可以在日光透过玻璃照射后发病。长波紫外线和可见光线能透过较薄的衣服，对这类光线敏感者，在衣服遮盖部位亦能发疹。

（3）压力性荨麻疹：站立、步行、穿紧身衣及长期坐在硬物上可诱发。压力刺激作用后 4~6 小时出现瘙痒性、烧灼性或疼痛性水肿性斑块，持续 8~72 小时。手足、躯干、臀部、口唇及面部最常受累。

（4）寒冷性荨麻疹：分为两种类型，一种为家族性，较为罕见，婴儿期开始发病，可持续终生；另一种为获得性，较常见，表现为接触冷风、冷水或冷物后，暴露或接触部位产生风团，严重者会手麻、胸闷、心悸、腹痛、腹泻甚至休克等，进食冷饮时可引起口腔和喉头水肿。本病也可为某些疾病的临床表现之一，如冷球蛋白血症、阵发性冷性血红蛋白尿症等。

（5）皮肤划痕症：也称人工荨麻疹。表现为用手搔抓或用钝器划过皮肤数分钟后沿划痕出现条索状隆起，伴瘙痒，约半小时可自行消退。皮肤划痕症可持续数周、数月或数年，平均持续2~3年后可自愈。病毒感染、抗生素治疗（尤其是青霉素）或情绪变化可加重病情。

【典型症状小结】　突觉皮肤瘙痒，随即出现风团，呈鲜红或苍白色，大小和形态不一，发作时间不定。风团逐渐蔓延，可相互融合成片。风团持续数分钟至数小时，消退后不留痕迹。皮损时间一般不超过24小时，但新风团可此起彼伏，不断发生。

（三）治疗

治疗原则为抗过敏和对症治疗，但首先应争取去除病因。

1. 系统性药物治疗

（1）急性荨麻疹：首选镇静作用较轻的第二代H1受体拮抗剂治疗，维生素C及钙剂可降低血管通透性，可协同使用。伴腹痛可给予解痉药物，如合并脓毒血症或败血症须用抗生素抗感染。病情严重，伴有休克、喉头水肿及呼吸困难者，应立即按过敏性休克进行抢救，必要时行气管切开及心肺复苏术。

（2）慢性荨麻疹：首选第二代H1受体拮抗剂治疗。当一种抗组胺药无效时，可2~3种联用或交替使用。也可视病情联合应用第一代H1受体拮抗剂、H2受体拮抗剂或曲尼司特等白三烯受体拮抗剂，必要时可增加2~4倍剂量，难治性荨麻疹可考虑用生物制剂、环孢素等治疗。给药时间应根据风团发生的时间进行调整，控制后宜继续用药并逐渐减量。

（3）特殊类型荨麻疹：在抗组胺药的基础上，根据不同类型荨麻疹使用不同药物。例如，皮肤划痕症可用酮替芬；寒冷性荨麻疹可用酮替芬、赛庚啶、多塞平等；胆碱能性荨麻疹可用西替利嗪、酮替芬、阿托品等；日光性荨麻疹可用羟氯喹；压力性荨麻疹可用羟嗪。

（4）其他治疗：因感染引起者可适当选用抗生素；可酌情使用中药治疗。

2. 外用药物治疗

夏季可选用止痒液、炉甘石洗剂等，冬季则选用有止痒作用的乳剂如苯海拉明霜；对日光性荨麻疹还可局部使用遮光剂。

【抗组胺药为何能抗过敏、止痒？常用药物有哪些？】

抗组胺药是临床最为常用的止痒、抗过敏的内服药物。一般而言，过敏性皮肤病的瘙痒常由组胺等炎症递质引起，而抗组胺药具有对抗组胺的作用。有的抗组胺药还同时具有抗其他炎性递质如乙酰胆碱、5-羟色胺等的作用，此外还有不同程度的局部麻醉和神经中枢抑制作用。因此，抗组胺药可阻断组胺引起的过敏性炎症并止痒，对非组胺等各种其他原因引起的瘙痒也具有一定的止痒效果。

临床常用的抗组胺药主要是 H1 受体拮抗剂，能与组胺竞争效应细胞上的组胺 H1 受体，使组胺不能与 H1 受体结合，从而抑制其引起过敏反应的作用。

第一代 H1 受体拮抗剂主要有苯海拉明、异丙嗪、氯苯那敏、赛庚啶、羟嗪等，药效明显，但有明显的镇静嗜睡等抑制作用。

第二代 H1 受体拮抗剂主要有氯雷他定、西替利嗪、咪唑斯汀等，几乎没有或有较轻的抑制中枢神经系统和抗胆碱的作用，并且作用持久，尤其适用于慢性荨麻疹及驾驶员等特殊职业患者。

第三代新型 H1 受体拮抗剂如非索非那定、地氯雷他定、左西替利嗪等，较第二代抗组胺药具有抗过敏和抗炎效能增强，镇静、心脏毒性以及药物间相互作用减弱等优势，但价格较高。

（四）预防

仔细分析可能导致发病的致敏因素并加以避免，必要时可到医院进行过敏原检测，查找可能的过敏原。

（1）少接触可能致敏的物品。对于可能因为接触而引发荨麻疹的物品，一定要少接触，如尽量少使用含有香料的肥皂，尽量不要触摸橡胶、染发剂等化学物品；如果非要接触，则戴上手套，避免直接刺激到自己的皮肤。

（2）保持良好的生活习惯。日常生活中建议戒烟限酒，而且要注意个人卫生，勤换衣服，规律生活，切勿过度劳累，应劳逸结合，合理安排饮食，保持饮食平衡，少吃海鲜、刺激性食物，多吃新鲜的水果、蔬菜。

（3）注意室内清洁。尽量不要在家里养猫、狗等宠物。经常打扫室内，杜绝粉尘沉积，保持室内通风干燥，床单、被罩、枕头等常洗晾晒，杀菌消毒。

【荨麻疹患者应注意哪些事项？】

1. 注意饮食，避免诱因。荨麻疹的发病与饮食有一定的关系，某些食物可能是诱因。例如，鱼虾等海鲜，以及含有人工色素、防腐剂、酵母菌等人工添加剂的罐头、腌腊食品、饮料等都可诱发荨麻疹。另外，过于酸辣等有刺激性的食物也会降低胃肠道的消化功能，使食物残渣在肠道内滞留的时间过长，因而产生蛋白胨和多肽，提高人体过敏的概率。

2. 注意卫生，避免不良刺激。有荨麻疹病史的人要注意保持室内外的清洁卫生，家中尽量不养宠物。避免吸入花粉、粉尘等。

3. 对风寒、暑湿、燥火及虫毒之类，要避之有时。应使生活规律适应外界环境的变化。喝酒、受热、情绪激动、用力等都会加重皮肤血管扩张，激发或加重荨麻疹。

4. 橡皮手套、染发剂、加香料的肥皂和洗涤剂、化纤和羊毛服装等，对于过敏体质的人或荨麻疹患者都可能成为不良刺激，应予避免。

5. 患寒冷性荨麻疹的人不要去海水浴场，也不能洗冷水浴，冬季要注意保暖。

6. 胆碱能性荨麻疹患者应保持身体凉爽，避免出汗。

7. 据有关研究发现，吸烟者血液中的免疫球蛋白 E（IgE）的含量与皮肤试验的阳性率明显高于非吸烟者，而且由此导致的其子女等被动吸烟者产生的过敏现象也相对增加。因此，患有荨麻疹的人应戒烟。

8. 注意药物因素引起的过敏，如青霉素、四环素、氯霉素、链霉素、磺胺类药物等抗生素，安乃近、阿司匹林等解热镇痛剂等。某些中成药如感冒清、牛黄解毒片等也可导致过敏，引起荨麻疹的发生。

9. 积极治疗原有疾病。荨麻疹既是一种独立的疾病，也可能是某些其他疾病的一种皮肤表现。能导致荨麻疹的疾病较多，例如感染性疾病有：寄生虫感染，如肠蛔虫、蛲虫感染等；细菌性感染，如龋齿、扁桃体炎、中耳炎、鼻窦炎、胃炎（幽门螺杆菌感染）等；病毒性感染，如乙型肝炎；真菌感染，如手足癣等。另外，糖尿病、甲状腺功能亢进、月经紊乱，甚至体内潜在的肿瘤等，都可能引起荨麻疹。因此，有效地诊断和治疗原有的疾病，有助于消除荨麻疹。

10. 保持健康心态，提高身体抵抗力。慢性荨麻疹的发作和加重，与人的情绪或心理应激有一定的关系。中医在防病治病方面有"恬淡虚无，病安从来"的理论，认为保持清心寡欲的心态可以使人体气机调和，血脉流畅，正气充沛，久而久之，荨麻疹自然会消失在无形之中。

拓展阅读

"荨"根问底——探"荨"慢性荨麻疹

导读："寻寻觅觅,冷冷清清,凄凄惨惨戚戚。乍暖还寒时候,最难将息。"李清照笔下的凄楚哀怨跃然纸上,读者感同身受。皮肤科有这样一种疾病——慢性荨麻疹,完全可以诠释医学上的"声声慢",此病发作时可谓"荨荨密密",痒痒挠挠,凄凄惨惨,最难将息。"荨"根问底,抽丝剥茧,知其所来,识其所在,明其所往,终可擒敌制胜。

扫码查看全文

五、瘙痒症

【案例】邓某,男,64岁,每日均洗澡,常用香皂,皮肤干燥。1年来全身皮肤瘙痒,影响睡眠,搔抓后皮肤发红,无风团,自行到药店购买并多次服用抗过敏药(抗组胺药)及镇静类药物,效果不佳。查体:全身皮肤粗糙,未见原发性皮损,小腿部分皮肤呈现苔藓化,局部有明显的搔抓痕迹及血痂,无渗出。诊断:老年性瘙痒症。

(一)发病原因

瘙痒症是一种仅有皮肤瘙痒而无原发性皮损的皮肤病。瘙痒症的病因复杂。根据皮肤瘙痒的范围及部位,瘙痒症一般分为全身性和局限性两大类。

全身性瘙痒症与神经精神性因素有关,另外往往还是许多系统性疾病的首发或伴发症状,如糖尿病、尿毒症、胆汁性肝硬化、甲状腺功能亢进或者减退、蕈样肉芽肿、淋巴瘤、白血病及其他恶性肿瘤等。气候改变(如温度、湿度、季节)、工作和居住环境(工作环境中的生物或化学物质刺激)、生活习惯(用碱性强的肥皂、穿化纤织物)、感染的病灶、某些药物或食物,以及皮脂腺与汗腺分泌功能减退致皮肤干燥等,也可以引起全身性瘙痒症。

局限性瘙痒症可由某些原发性皮肤病引起:阴囊瘙痒症常与局部皮温高、多汗、摩擦、真菌感染有关;女阴瘙痒症多与白带、阴道滴虫病、阴道真菌病、淋病、糖尿病及宫颈癌等有关。其也可能由内分泌失调、性激素水平降低、更年期自主神经功能紊乱诱发。肛门瘙痒症多与蛲虫病、痔核、肛裂、前列腺炎等有关。病因有时亦可与全身性瘙痒症相同，如糖尿病等。

（二）临床表现

一般无原发性皮损，特征性表现为瘙痒，可有烧灼、蚁行感。

全身性瘙痒症往往表现为痒无定处，瘙痒程度不尽相同，常为阵发性，尤以夜间为重。瘙痒常从一处开始，逐渐扩展到全身，严重者呈持续性瘙痒伴阵发性加剧。全身性瘙痒症的特殊类型包括老年性瘙痒症、冬季瘙痒症和夏季瘙痒症三种。

老年性瘙痒症多见于老年人，躯干处最痒，多由皮脂腺功能减退、皮脂分泌减少、皮肤干燥和退行性萎缩或者过度肥皂洗涤、热水烫洗等因素诱发。对于女性患者，它可能是绝经后综合征的临床表现之一。

冬季瘙痒症多发生于秋末和冬季气温急剧变化时，患者常在由寒冷的室外进入温暖的室内或睡前脱衣时便开始瘙痒。而夏季瘙痒症多在夏季发生，常以高热、潮湿为诱因而引起瘙痒，出汗可使瘙痒加重。

局限性瘙痒症表现为局部阵发性瘙痒，好发于头皮、小腿、外阴、肛周等。酒、咖啡、茶、辛辣食物刺激，温度变化，情绪波动，衣服、被褥摩擦，甚至某种心理或语言暗示都能引起瘙痒发作或加重。搔抓可引起继发性皮损，如条状抓痕、血痂、色素沉着或减退，日久可呈湿疹样变、苔藓样变，还可继发各种皮肤感染如毛囊炎、疖、淋巴结炎等。

【典型症状小结】　无原发性皮损，以瘙痒为主要表现，皮肤干燥。

（三）治疗

瘙痒症虽不会有危及患者生命的后果，但严重影响生活质量，且皮肤瘙痒也有可能是其他疾病的一个早期信号。皮肤科专家提醒患者应重视瘙痒症，特别是反复瘙痒经久不愈者，尽早到正规医院就诊，找出病因，积极治疗原发疾病。

1. 查明病因

根据全身性或局限性瘙痒，仅有继发性改变而无原发性皮损，可以明确诊断为瘙痒症。但为了查找致病因素，常需做全面的体格检查和实验室检查，如详细询问病史，深入了解瘙痒症发生发展的经过，必要时进行血、尿、粪常规检查，以及肝肾功能、血糖、胸部X线检查与斑贴试验等。查明潜在病因如系统性疾病后，应及时治疗原发病变。

2. 外用药物

治疗应该以保湿、滋润、止痒为主。宜使用刺激性弱的制剂、低pH的清洁剂和润滑剂。可选用维生素 E 乳膏、硅油乳膏、硼酸乳膏滋润保湿，加用冷却剂和表面麻醉剂如利多卡因乳膏外涂，并用含薄荷、樟脑的药水或炉甘石洗剂止痒；也可选用他克莫司等免疫抑制剂及短期外用糖皮质激素药膏缓解症状；还可用中药如马齿苋、蛇床子等药物煎汤外洗，或中成药如皮肤康洗液、复方黄柏液涂剂。

3. 内用药物

可根据病情酌情选用抗组胺药物、钙剂、维生素 C、镇静安眠药、三环类抗抑郁药，以及润燥止痒胶囊等中成药等。严重者可小剂量口服糖皮质激素，或应用沙利度胺治疗炎症性皮肤瘙痒病。

4. 物理治疗

光疗对部分瘙痒症有效，皮肤干燥者可配合淀粉浴、矿泉浴等。

5. 避免局部刺激

避免搔抓、洗烫、不当治疗等局部刺激，忌食刺激性食品。

（四）预防

积极寻找病因并加以避免，是防治瘙痒症的关键。如有反复瘙痒，尽早就医，避免用搔抓、摩擦及热水烫洗等方法止痒。

不要沐浴过勤，尤其是在冬季，特别是老年人。平时注意衣着松软。加强皮肤护理，保持全身皮肤滋润保湿。合理饮食，减少饮酒、喝浓茶及食用辣椒、胡椒及芥末等辛辣刺激食品；多饮水，适当补充维生素。生活应规律，注意休息，不过度劳累，保持乐观情绪，尽可能避免精神紧张和忧郁、焦虑等，适当改变不良的生活环境。

【得了瘙痒症需要忌食所有易过敏食物吗？】

不少人觉得瘙痒症就要忌食所有奶、蛋、海鲜（鱼虾、螃蟹）、牛羊肉、香椿等所谓易过敏食物，其实不然。瘙痒症病因复杂，仅部分与饮食相关，且因人而异。确切地说，要有目的性地进行忌口。平时留心饮食与瘙痒的关系，只要进食某种食物后未觉得瘙痒加重就可以吃；当吃了某种食物时，如果瘙痒情况明显加重，说明个体对该食物较敏感，对此食物应严格忌口，特别是在患病期间。

瘙痒症患者要以清淡易消化食物为主，补充优质高蛋白，多进食新鲜的蔬菜水果，多饮水，少摄入烟酒、浓茶、咖啡、生蒜葱、辣椒等辛辣刺激食物。盲目忌口，不仅影响心理健康，对皮肤病也有害无益。

上篇　常见皮肤病

> **拓展阅读**
>
> **关于瘙痒症的那些事儿（一）**
>
> 导读：当皮肤上仅有搔抓的痕迹、没有皮损时，我们将这类疾病统称为瘙痒症，而瘙痒的原因也扑朔迷离。此文介绍老年性瘙痒症。
>
>
> 扫码查看全文
>
> **关于瘙痒症的那些事儿（二）**
>
> 导读：系统性瘙痒，是指由各类系统性疾病引起的瘙痒。正是最能体现皮肤科医生能否见微知著、尽职尽责的一类疾病。当我们遇到顽固性的瘙痒，常规治疗无效时，一定要排除可疑的系统性疾病。
>
>
> 扫码查看全文

六、痒疹

【案例1】 李某，男，19岁，野外训练后双小腿出现数个红色风团样丘疹，奇痒无比，搔抓后红丘疹扩大。查体：双下肢条状分布数个蚕豆大、红色风团样丘疹，中央有疑似昆虫咬痕。诊断：急性痒疹。

【案例2】 孙某，女，45岁，左侧小腿不明原因起疙瘩伴剧烈瘙痒1月余。查体：左侧小腿伸面散在分布数十个暗褐色结节，约黄豆大小，质地坚硬，结节周围皮肤有明显抓痕、血痂及苔藓样变。诊断：结节性痒疹。

（一）发病原因

痒疹是一组急性或慢性炎症性皮肤病的总称，以风团样丘疹、结节、奇痒难忍为特征，好发于四肢伸侧。由于临床表现不同，痒疹可分为急性痒疹、成人痒疹、小儿痒疹、结节性痒疹和症状性痒疹等。

病因不明，多数学者认为与超敏反应有关，也可能与神经精神性因素、遗传过敏体质有关，其他因素如虫咬、食物或药物过敏、病灶感染、胃肠道功能紊乱、妊娠及内分泌障碍等也常诱发痒疹。

（二）临床表现

1. 急性痒疹

急性痒疹又称为丘疹性荨麻疹，可能与昆虫叮咬、肠道寄生虫及某些食物所致的过敏反应有关。患者常具有过敏性体质，多为儿童和青少年。易于春、夏、秋温暖季节发病，病症好发于腰背、腹部、臀部、小腿等部。

皮损为红色风团样丘疹，直径约 1~2 厘米，呈菱形、纺锤形、椭圆形或圆形，中央可有丘疱疹、水疱或大疱，多群集（如条状分布）但较少融合。患者自觉瘙痒，反复搔抓可继发感染。病程短，一般发疹 1 周后逐渐消退，但如病因未去除可反复发生。

2. 成人痒疹

成人痒疹又称寻常性痒疹、单纯痒疹，多见于中青年，又以女性多见，好发于躯干及四肢伸侧，有时可累及头皮、面部。皮损为圆形丘疹，绿豆至豌豆大小、淡红色或肤色的多发性坚实丘疹，瘙痒剧烈，搔抓后出现风团样斑块及丘疱疹，疱破后表面留有浆液性结痂。如长期搔抓可出现抓痕、苔藓化及色素沉着，少数病例愈后留有点状瘢痕。皮损可自行消退，但常反复发作。

3. 小儿痒疹

小儿痒疹又称早发性痒疹或 Hebra 痒疹，多发于 3 岁以前的婴幼儿，特别是 1 岁左右者，四肢伸侧为常见发生部位，但背部、头面部等均可发生。皮损一开始主要为红色丘疹，粟粒至绿豆大小，也可以是风团或丘疹样、荨麻疹样皮疹。之后成为孤立结节性丘疹或小结节损害。瘙痒剧烈，搔抓后可出现抓痕、血痂、苔藓样或湿疹样改变。皮疹反复发作，消退后留有色素沉着。病程缓慢，少数患者可迁延至成年。

4. 结节性痒疹

结节性痒疹好发于四肢，尤其以小腿伸侧多见。损害初起为淡红色或红色水肿性丘疹，很快变成半球状圆顶形坚实结节，由豌豆到指甲大小，顶部角化明显，可呈疣状增生，暗褐色，触之有坚实感。患者自觉剧烈瘙痒，瘙痒可自行消退并遗留色素沉着或瘢痕，也可因搔抓致结节顶部出现血痂、抓痕和苔藓样变。

5. 症状性痒疹

症状性痒疹常发生于妊娠期妇女（妊娠痒疹）或肿瘤患者（如淋巴瘤性痒疹或白血病性痒疹），可能与体内代谢产物或自身变应性因素有关。妊娠痒疹发生率约 2%，多累及妊娠 2 次及以上的妇女，损害常出现在妊娠第 3、4 个月，或妊娠最后 2 个月。症状一般在产后 3~4 周自行消退。丘疹好发于躯干上部及四肢近端，对称分布。基本皮损为风团样丘疹、丘疱疹，瘙痒剧烈，夜间为甚，搔抓后可出现抓痕、血痂及色素沉着等改变。

【典型症状小结】 多为丘疹、结节损害，好发于四肢伸侧，伴剧烈瘙痒。

（三）治疗

寻找和消除各种致病因素（如蚊虫叮咬、局部刺激、相关疾病等）。

1. 外用药物治疗

局部治疗以止痒、消炎为主，如炉甘石洗剂、糖皮质激素制剂、角质剥脱剂等。封包治疗可以增强疗效，结节性皮损可用糖皮质激素进行皮损内注射治疗。

2. 内用药物治疗

系统治疗可选用 2 种或 2 种以上抗组胺药联合或交替使用，同时辅以维生素 C、钙剂以及硫代硫酸钠静脉注射。有神经精神性因素的患者可适当应用镇静催眠类药物，如地西泮，每晚 1 次。对于皮疹泛发、瘙痒剧烈者，可用普鲁卡因静脉封闭。对于难治病例，可短期系统使用小剂量糖皮质激素，如每早口服 30~40 毫克泼尼松，待症状缓解后，逐渐减量至停药；也可应用环孢素、沙利度胺、昆明山海棠片等免疫抑制剂、生物制剂及维 A 酸类药物。

其他如糠浴、淀粉浴、硫磺浴及焦油浴等物理疗法都可使瘙痒减轻。对于顽固性皮损，可试用紫外线疗法、光化学疗法（PUVA）、液氮冷冻、二氧化碳激光、同位素治疗等。

【结节性痒疹是不治之症吗？】

张某患结节性痒疹多年，辗转多家医院、诊所，经久不愈，对治疗失去信心，以为自己得了不治之症，整日垂头丧气。

对此皮肤科专家表示，结节性痒疹是一种慢性瘙痒性皮肤病，可因反复搔抓及不规范治疗导致病程迁延，对患者身心造成极大伤害。而实际上，结节性痒疹在正规治疗（局部治疗、系统治疗、物理疗法）的基础上，若加强患处皮肤护理，避免搔抓等局部刺激，积极寻找并去除病因，防止蚊虫叮咬等，是可以治愈的，患者需要树立信心和坚持配合治疗。

（四）预防

在日常生活中，要注意防止蚊虫叮咬，避免局部刺激如强烈搔抓及热水烫洗等。注意改善饮食习惯，避免烟酒及辛辣刺激饮食，保持大便通畅，纠正胃肠道功能紊乱，均衡营养。积极治疗体内其他疾病，不滥用刺激性强烈的外用药物。

【痒疹患者注意事项】

1. 保持生活规律，保证足够睡眠。
2. 加强体育锻炼，增强体质，适应气候变化。
3. 尽量避免搔抓患部。
4. 忌用热水烫洗患部。
5. 不滥用刺激性强烈的外用药物。
6. 积极查找并去除病因，调节胃肠功能，驱除肠道寄生虫。
7. 戒烟戒酒及辛辣刺激食物，发病期间尽量避免食用海鲜等"发物"。
8. 饮食以清淡为主，多食新鲜蔬菜及水果。

上篇　常见皮肤病

第四章　红斑性和色素性皮肤病

一、银屑病

【案例】李某，男，32岁，银屑病史3年。3年前冬初发，肘部、膝部起少数红疹，粟粒大小，随后2年多来皮疹稳定，未予重视，未治疗。1年前冬天，红疹渐增多至全身，去当地就近小诊所看病，诊断是"牛皮癣"，让其一直外用"激素"药膏，一抹就好，疗效似乎很显著，但停药就出疹，出得仿佛还比以前更严重。近日到医院就诊，皮肤科医生发现因为小诊所的不科学治疗，银屑病变重，并使后续治疗变得更加棘手。

（一）发病原因

银屑病是一种常见的慢性炎症性皮肤病，病程较长，有易复发倾向，对患者的身体健康和精神状况影响较大。其因皮肤损害（红色斑片、丘疹或斑块）表面覆盖一层银白色鳞屑，故而得名；又由于皮肤损害局部常变肥厚，且治疗困难，难以彻底"去根"，又称为"牛皮癣"，中医曾有"名医不治癣，治癣丢了脸"的古训。

银屑病的确切病因尚不明朗。虽已证实银屑病发病与遗传因素有一定相关性，具有家族史者占10%~30%，但银屑病不属于经典的显性或隐性遗传性皮肤病，其发病可能受多基因控制，且还由多因素共同决定，如感染、外伤、药物作用、劳累、免疫异常、内分泌失调、精神神经性因素（如过度紧张或压力过大）等。实际临床工作中发现，银屑病患者的子女出现银屑病的情况并不多见，所以不必过分担心银屑病会遗传。此外，银屑病是慢性炎症性皮肤病，不是由病原微生物引起的，即没有传染性，与患者普通接触或亲密接触都不会被传染。

正常表皮更替时间约为28天，而银屑病患者皮肤表皮细胞增殖过快，皮损表皮更替时间为3~4天，比正常人缩短了约7/8。也就是说正常人皮肤表皮细胞每死亡1个，银屑病患者皮肤表皮细胞就死亡8个，在皮肤表面造成大量脱落物堆积，故而皮肤粗糙、角化（死皮、茧子），产生很多皮肤鳞屑。

初步统计我国银屑病患者不少于700万,北方多于南方,发病以青壮年为主,无明显性别差异。多数患者冬季病情复发或加重,夏季缓解或自然消退,但久病者发病的季节规律性消失。也有女性患者经期前后病情加重,妊娠期缓解或消失,分娩后复发。

(二) 临床表现

根据其临床特征,银屑病一般可分为四种类型:寻常型、关节病型、红皮病型及脓疱型。寻常型占绝大多数,其他类型多由寻常型银屑病转化而来。外用刺激性药物,系统使用糖皮质激素、免疫抑制剂的过程中突然停药以及感染、精神压力等因素可诱发银屑病。

1. 寻常型银屑病

大多急性发病。初起为红色丘疹或斑丘疹,逐渐扩展成为边界清楚的红色斑块,可呈多种形态(如点滴状、斑块状、钱币状、地图状、蛎壳状等),上覆厚层银白色鳞屑,刮除鳞屑,可观察到鳞屑呈层状,像在刮蜡滴一样(滴蜡现象),刮去银白色鳞屑可见淡红色发光半透明薄膜(薄膜现象),剥去薄膜可见针头大的小点状出血(点状出血现象),为真皮乳头层顶部迂曲扩张的毛细血管被刮破所致。滴蜡现象、薄膜现象和点状出血现象对银屑病有诊断价值。

皮损可发生于全身各处,但以四肢(特别是肘部、膝部)、头皮和骶尾部最为常见,常呈对称性。不同部位的皮损表现不同,面部多为点滴红斑、丘疹等改变;头皮皮损鳞屑较厚,常超出发际,头发呈束状,称为"束状发";腋下、乳房、腹股沟等皱褶部位由于多汗和摩擦,鳞屑减少,同时出现糜烂、渗出及裂隙;甲受累多表现为"顶针状"凹陷。患者多自觉不同程度瘙痒。

根据病情发展,寻常型银屑病可分为三期。① 进行期:为急性发作阶段,新皮损不断出现,旧皮损无消退甚至逐渐扩大,炎症浸润明显,皮损周围发红,表面鳞屑不断增厚,而针刺、搔抓、外伤、药物局部刺激均可使受损部位出现典型银屑病皮损,称为"同形反应";② 静止期:病情稳定,无新皮损出现,炎症较轻,鳞屑较多;③ 退行期:皮损缩小或变平,炎症基本消退,局部遗留色素减退或色素沉着斑。

此外,还有一种急性点滴状银屑病,又称"发疹型银屑病",常见于青年,发病前常有咽喉部链球菌感染病史,经适当治疗可在数周内消退,少数患者转为慢性。

多数银屑病容易确诊,但部分须与脂溢性皮炎、神经性皮炎、副银屑病、疣状皮肤结核、二期梅毒疹、慢性湿疹、头癣、毛发红糠疹等鉴别诊断，必要时做进一步检查。

2. 关节病型银屑病

关节病型银屑病除皮损外，可出现关节病变，与皮损可同时或先后出现，任何关节均可受累，表现为关节肿胀、活动受限，严重时关节畸形，呈进行性发展。

3. 红皮病型银屑病

全身皮肤弥漫性潮红、浸润肿胀，伴大量鳞屑，其间可有片状正常皮肤（皮岛）。可有全身性症状如发热、浅表淋巴结肿大等，病情较长，易复发。

4. 脓疱型银屑病

脓疱型银屑病分泛发性和局限性两型，局限性脓疱型银屑病包括掌跖脓疱病等。

（1）泛发性脓疱型银屑病：大多急性发病，在寻常型银屑病皮损或无皮损的正常皮肤上迅速出现粟粒大小的小脓疱，常密集分布，可融合形成片状脓湖。可发展至全身，伴肿胀和疼痛。可有全身症状，如寒战、高热。一般1~2周脓疱干燥结痂后自然缓解，但可反复呈周期性发作。严重者可因继发感染，全身衰竭而死亡。

（2）局限性脓疱型银屑病（掌跖脓疱病）：皮损局限于手掌及足趾，对称分布。掌部好发于大小鱼际，可扩展至掌心、手背、手指，跖部好发于跖中部及内侧。甲常受累，可出现点状凹陷、横沟、甲下积脓等。

【典型症状小结】　由红色斑丘疹扩展成斑块，可呈多种形态（如点滴状、斑块状、钱币状、地图状、蛎壳状等），上覆厚层银白色鳞屑，刮除成层鳞屑犹如轻刮蜡滴（滴蜡现象），刮去鳞屑可见淡红色发光半透明薄膜（薄膜现象），剥去薄膜可见点状出血。皮损多见于全身，四肢伸侧（特别是肘部、膝部）和骶尾部最为常见，常呈对称性。

（三）治疗

治疗原则：针对不同病因、类型、病期，考虑患者受益和风险因素，给予相应的治疗；同时应注意心理治疗；嘱咐患者避免上呼吸道感染、劳累、精神紧张等诱发或加重因素。

治疗中一般慎用刺激性强的外用药，以及可导致严重不良反应的口服药（如系统使用糖皮质激素、免疫抑制剂等），因为刺激性强的药物虽可快速缓解目前的症状，但极易导致病情复发或加重，或向其他类型转化。本病的治疗也不能仅局限于皮肤，还应关注已经存在或可能存在的并发症。

由于银屑病病因及发病机制的复杂性，同时患者之间存在明显的个体差异，目前没有任何一种药物或治疗方法能够保证根治银屑病。例如，对某患者疗效很好的药物或方案，很可能对另一个患者疗效甚微。在治疗过程中，患者和医生都不能急于求成，应个体化治疗并适时调整治疗方案。

虽然目前还不能根除银屑病，但可以通过适当的治疗和预防措施，在达到近期疗效的同时，尽量延长银屑病的缓解期，减少复发次数，从而达到长期临床痊愈的状态。例如，有的患者临床治愈后可5年、10年才发作1次，甚至后续未见复发的也不在少数。

1. 外用药物治疗

糖皮质激素霜剂或软膏有明显疗效，但不宜用于面部及皮肤褶皱处，并且要注意其不良反应。大面积长期应用激素的强效制剂可引起全身不良反应，停药后甚至诱发脓疱型或红皮病型银屑病。维A酸霜剂、维生素D_3衍生物乳膏和各种角质促成剂也可选用。药物之间可轮替、序贯使用，从而提高药物疗效并减少不良反应。

2. 口服（系统）药物治疗

维A酸类药物适用于各型皮肤病，如口服阿维A酯。

免疫抑制剂主要用于红皮病型、脓疱型、关节病型银屑病，常用的有甲氨蝶呤，为常用于肿瘤治疗的一种化疗药，必须在医生指导下使用，成人剂量为每周10~25毫克，每周剂量不超过50毫克，需定期复查血、尿常规和肝肾功能。还可用环孢素、他克莫司或雷公藤多苷。

一般不主张系统地将糖皮质激素用于治疗寻常型银屑病，其主要用于治疗红皮病型、急性关节型和泛发性脓疱型银屑病，短期应用，逐渐减量，防止病情反跳。

3. 物理治疗

光化学疗法、紫外线疗法（特别是窄谱UVB）、浴疗等均可采用。

4. 中医治疗

根据中医辨证（将银屑病分为血热型、血瘀型、血燥型三种类型），给予清热凉血、活血化瘀、凉血活血等中药。

5. 生物制剂治疗

一些新型生物制剂如细胞因子阻断剂（白介素17/白介素23拮抗剂）等，可应用于治疗中重度银屑病，临床应用有效，可清除大部分皮损，提高患者生活质量，但应注意其适应证及禁忌证。

上篇　常见皮肤病

【立竿见影的疗效背后是深不可见的陷阱】

某偏方能根治"牛皮癣"？68岁的张老伯有20年银屑病病史，一直在医院里治疗，病情控制得还不错。但后经熟人介绍，听说有可根除银屑病的神药，"泡个澡"就药到病除，于是果断改用偏方，每隔数天使用"神药"泡浴一次。不久张老伯就出现头昏、全身乏力，皮损发展到全身，开始出现畏寒、发热、恶心呕吐等，后面再泡了几次后，症状加重，出现脓疱，伴疼痛，不能忍受，于是到大医院就诊。诊断为：1. 红皮病型银屑病；2. 脓疱型银屑病。

皮肤科专家提醒：银屑病虽然是慢性病，但只要正规治疗控制得好，不会有性命之忧，但一些患者不能忍受长期治疗，为求根除，宁可相信江湖郎中的"祖传秘方""一针根治牛皮癣""基因疗法"等。这些偏方里常含糖皮质激素和免疫抑制剂，一用确实立即见效，但一旦停药后，便可能会爆发性发展，易向脓疱型、红皮病型等重型转化，表现为全身皮肤弥漫潮红、脱屑、簇集的脓疱，伴发热、畏寒、不适等全身症状，甚至可因药物不良反应造成肝肾功能损害，重则危及生命。

提醒广大患者，银屑病虽可恶，但不可病急乱投医，切忌盲目购药，切不可轻信某些"网络搜索"的专家讲座、药物广告、"患者"现身说法等，因为有些根本不是安全药物和安全剂量，有些明显夸大宣传，有些纯属医托行为。要打消根治念头，控制症状、减少复发，到正规医院皮肤科接受正规治疗是唯一的正确选择。

（四）预防

（1）预防感染：局部感染灶是诱发银屑病的重要原因，尤其是感冒后引发溶血性链球菌感染如扁桃体炎、气管炎等。扁桃体反复发炎与银屑病的发作也有密切关系。据报道，儿童银屑病诱发于上呼吸道感染的约占20%。因此需要预防和积极治疗上呼吸道感染等，必要时可考虑扁桃体切除术。

（2）预防过敏：不当饮食或服用某些药物，或接触某种物质而过敏，常可诱发银屑病。尽量避免接触使自己过敏的食物或药物，或接触不明化学制剂等。

（3）调节饮食：不要吃辛辣刺激的食物，忌酒，忌海鲜，以免使病情复发或加重。多吃富含维生素类（尤其是维生素C）的食品，如新鲜水果、蔬菜等。

（4）调节环境温度、湿度：受风寒侵袭而诱发银屑病者为数较多，环境潮湿、天气寒冷可使本病发生或加重，因此应尽量避免骤冷、骤热刺激皮肤，室内保持通风、干燥、温暖。

（5）保持情绪稳定：精神过度紧张可使神经内分泌紊乱，损害机体免疫防御系统，并使某些酶的代谢紊乱，从而导致银屑病的发生。所以应尽量控制情绪，放松精神，保证充足的睡眠，必要时可服用适量镇静剂。

【银屑病患者在日常生活中应注意哪些事项？】

1. 积极正确治疗。银屑病初发时是治疗的最佳时机，如果采用正规系统治疗，常可得到较好的疗效。大量病例也证实，年龄越小，治疗越早，复发的可能性也就越小。还有些患者有疑问："银屑病既然不能根治，那还治吗？"医学提倡对银屑病进行积极合理的治疗，其目的在于减少银屑病带来的痛苦，改善生活质量，让患者重树工作和生活的信心。此外，某些银屑病还可能引起继发营养缺失、关节损害、脏器损害等，因此对于病情较重的、特殊类型的银屑病更要积极应用药物等手段进行干预。但治疗时切勿相信各种"特效药物""祖传秘方"等。

2. 正确的生活方式，如规律作息、适度运动、避免过于疲劳、充足睡眠、戒烟酒、控制饮食等，也是一种有效的治疗方法。

3. 保持良好的精神状态和心情舒畅，避免过度紧张、劳累或烦躁等负面情绪，学会自我调节和释放压力，因为银屑病的发病或加重常常与精神因素相关。

4. 适当锻炼，增强体质，避免受寒着凉。天气变冷时及时增加衣物，防止感冒和上呼吸道感染（咽炎、扁桃体炎、气管炎等），而一旦发生应积极对症治疗，尽量缩短病程。

5. 尽可能避免搔抓、外伤、染发、烫发、焗油、洗烫患处等物理和化学刺激，尤其是处于进行期的患者，因为这些因素会加重病情，甚至导致皮损泛发全身。

6. 控制饮食。要忌口，如忌酒、忌海鲜、忌辛辣生冷等刺激性食物及其他相关"发物"，少喝浓茶、咖啡等，特别是银屑病进行期发作期间。可补充维生素，多吃新鲜蔬菜、水果，多饮水（患者有皮肤损伤，更易丢失水分），多食用低脂肪、高蛋白质的食物（由于大量鳞屑脱落，蛋白质损失多），如每天吃1~2个鸡蛋等。

7. 远离过敏因素。过敏是银屑病的重要诱发原因之一，饮食、服用药物或接触某种物质而过敏，常可诱发银屑病。

8. 清洗患处时，水温适宜（35~39 ℃），动作轻柔，不可搔抓，不可使用浴巾搓擦，不要强行剥离皮屑，以免造成局部感染，影响治疗且使病程延长。保持皮肤滋润清洁，使用弱酸性沐浴用品及保湿润肤剂。

9. 穿干净柔软的衣服，经常更换内衣和床单。内衣、床单、被罩应为纯棉材质。避免因为透气性差、衣物静电、鳞屑剥落而导致感染或加重感染。

10. 注意药物副作用。使用免疫抑制剂（化疗药）时要遵医嘱，定期检查血常规及肝肾功能。不要迷信各种新药、各种"补药"、各种偏方或病友交流的方法（个体不同，相同药物的疗效可大相径庭甚至相反），不要认为中药无副作用而滥用。患银屑病期间，治疗其他疾病的药物也应在医生指导下使用。

拓展阅读

对"牛"谈情——九问银屑病

导读：对"牛"谈情？没错，是谈情也是弹琴，谈的是病情，弹的是心声。什么病？牛皮癣；什么心？同理心，或者叫共情。牛皮癣，其实我们并不喜欢这么一个会让人误解的名称，它的学名是银屑病，我们需要询问银屑病的病情，倾听患者的心声，去理解、去安慰、去帮助甚至去努力治愈他们。

扫码查看全文

银屑病秋冬季加重怎么办？

导读：时值秋冬季，正是银屑病易发、加重的季节。银屑病治疗难度大，病情呈现冬重夏轻的特点，多数银屑病患者的病情会在冬季出现加重情况，让很大部分患者丧失治疗信心，甚至放弃治疗。这主要是由于夏季皮肤大量出汗，皮肤代谢能力强，因此夏季银屑病较轻。而到了冬季，气候寒冷，机体出汗少，加上毛孔闭塞，不容易排泄，因此在冬季银屑病病情会加重或复发。此文重点讲解如何在秋冬季科学有效地治疗银屑病。

扫码查看全文

二、扁平苔藓

【案例】 高某，女，51岁，因"全身斑丘疹伴剧烈瘙痒1个月，加重2周"而就诊。患者1个月前因更年期综合征自服中药（具体不详）后，双下肢出现丘疹伴瘙痒，未诊治，自行外用中药膏应舒宁，效果不佳。近2周来皮损明显增多，蔓延至头面、躯干、双上肢，瘙痒加剧。查体：头面部、躯干及四肢有大小不等的紫红色丘疹和斑块，部分融合成片，表面发亮，上覆鳞屑，可见白色网状条纹；双手指甲部分增厚，有针尖大点状凹陷；下唇角化裂隙，口腔双侧颊黏膜上亦可见白色网状条纹。结合病理切片检查结果，诊断：急性泛发性扁平苔藓。

（一）发病原因

扁平苔藓是一种累及皮肤、毛囊、甲、黏膜的慢性炎症性疾病，与中医医学文献记载的"紫癜风"类似，特征性皮疹为紫红色多角形扁平丘疹和斑块，好发于四肢屈侧，口腔黏膜常受累。

病因尚不清楚，部分患者皮疹与口服某些药物有关，此外还与神经精神性因素、内分泌紊乱、慢性病灶、病毒感染（丙型肝炎病毒）、遗传、免疫等有关，部分患者合并自身免疫性疾病（如桥本甲状腺炎、溃疡性结肠炎等）。

（二）临床表现

病程常为慢性，但可急性起病。典型表现为紫红色、多角形的高出皮面的扁平丘疹，粟粒至绿豆大小，表面有蜡样薄膜，可见白色光泽小点或细浅的白色网状条纹（Wickham纹），为特征性皮损。

皮疹好发于四肢的屈侧，可密集成片或融合成斑块，急性期可于搔抓部位形成线状分布的新发皮疹（同形反应）。

此病常伴瘙痒，可累及口腔颊黏膜，出现白色网状条纹，可融合、增大及出现糜烂、大疱，伴有烧灼感。头皮损害可出现永久性脱发，甲受累可引起甲板增厚或变薄，出现纵嵴、纵沟。病程呈慢性，可持续数周或数月，也可数年内反复发作。

组织病理学检查具有特征性，表现为基底细胞液化变性和真皮浅中层淋巴细胞带状浸润。

【典型症状小结】 好发于四肢屈侧，粟粒至绿豆大小，高起的紫红色扁平丘疹，表面有蜡样薄膜，有白色光泽小点或白色网状条纹（Wickham纹），急性期可出现同形反应。伴瘙痒，可累及口腔颊黏膜。

（三）治疗

（1）停用可能诱发本病的药物，并治疗原有慢性病灶。

（2）外用药物治疗：可用糖皮质激素软膏、维 A 酸软膏或钙调神经酶抑制剂等，也可局部封闭治疗，如肥厚性皮损可用糖皮质激素皮损内注射。糜烂性口腔损害可用利多卡因漱口以缓解症状。

（3）系统性药物治疗：口服抗组胺药可用于严重瘙痒患者。肥厚型或皮损泛发者可口服糖皮质激素或维 A 酸类药物，皮损减轻后逐渐减量；对糖皮质激素不敏感或顽固患者，可应用氯喹、羟氯喹或氨苯砜，也可酌情选用免疫抑制剂或调节剂。免疫生物制剂如单克隆抗体（依法利珠单抗、阿达利姆单抗）等，可用于治疗顽固性扁平苔藓。

（4）物理治疗：采用冷冻治疗、激光治疗或窄波紫外线治疗，有一定疗效。

（四）预防

（1）扁平苔藓的诱发原因与患者的睡眠状态、心理和情绪变化、更年期或经前期的过度紧张、神经系统紊乱有关，如果平时有良好的心理状态和规律而充实的睡眠，病情可以缓解。

（2）很多学者提出烟酒、烫食、酸辣刺激食物等都可能是扁平苔藓的诱发因素。因此宜多吃蔬菜、水果和豆制品，少吃辛辣和刺激性食物，尽量避免烫食，以避免对口腔黏膜的刺激。例如，曾患扁平苔藓者最好少吃火锅，不吸烟，不饮酒，尽可能少吃"发物"。

（3）要注意口腔卫生。应去除口腔局部刺激物，治疗患牙，刮除磨牙颊面的牙石，并选用柔软毛刷刷牙，避免牙刷毛等刺伤局部黏膜，饭后及时漱口。口腔扁平苔藓糜烂经久不愈者，有一定恶变倾向（癌前状态），须尽早治疗并定期随访，但应告知患者在炎症控制良好的情况下，癌变病例极为少见，以消除紧张和恐惧心理。

（4）慎用保健品。注意有的保健品对患者非但无益，反而可能有害。例如，人参、西洋参等对未患此病者有强身健体的功能，但可能让部分患者体内免疫复合物增多，产生抗核抗体，从而加重或诱发疾病。

（5）不良生活习惯可提高扁平苔藓的发病概率，所以平时应保持情志豁达，饮食有节，起居有常，劳逸结合，加强体育锻炼。平时应控制搔抓及避免热水、肥皂烫洗等。

【医生常开激素来治疗，担心副作用怎么办？】

这里的激素指的是糖皮质激素，如泼尼松、地塞米松等，而非生长激素、性激素之类。糖皮质激素是医学史上一个里程碑式的药物，可以起到快速抗炎症、抗过敏、免疫抑制和抗休克作用，堪称一代"神药"，也是皮肤科相对常用的外用药和口服药。但是它"既可爱又可恨"，因为激素不是针对病因治疗，仅能缓解症状，容易掩盖病情真相致病情反复，长期大量应用还有严重的并发症和不良反应。

但是患者不必谈激素色变。外用激素可以根据强弱分为7级，不同级别的激素疗效不一样，不良反应不一样，适用情况也不一样，医生会根据具体情况作出专业的判断。激素使用的剂量有小剂量、中等剂量、大剂量和超大剂量冲击治疗等不同方案，使用的时间也长短不一，适用于不同疾病的不同阶段，且在治疗中有一系列辅助药物来减少激素的不良反应。皮肤科门诊有时候会在1~2周内短期使用小剂量激素，这种常规的治疗不良反应小，不必过于担心。

这里提供激素使用的一般性原则：避免长期使用；避免大面积使用；儿童及面部等皮肤薄嫩的部位避免强效激素和化学式中含卤素的激素；自行购买药物时须了解药物的成分和作用，弄清复方药物中是否含有激素成分；遵循医嘱或药师指导。

三、白癜风

【案例】罗某，女，14岁，2年前无明显诱因在右胸肋出现白斑，之后白斑逐渐扩大且在其他部位新发白斑而来就诊。查体：右侧乳房下缘外侧可见一约3厘米×2厘米大小白斑，枕部后发际可见一约蚕豆大小白斑，后颈部下缘可见一约5厘米×2厘米白斑，腰腹、双侧腹股沟及右大腿内侧散布多个黄豆至钱币大小白斑。白斑表面均光滑，呈乳白色或瓷白色，大部分白斑边界模糊不清，白斑区无红斑、丘疹、鳞屑。诊断：白癜风。

（一）发病原因

俗话说："一白遮百丑。"可是，有一种白像"噩梦"般挥之不去，易诊难治，它就是白癜风。该病主要由皮肤的黑色素细胞功能消失引起，是一种常见的后天性色素脱失性皮肤黏膜病，肤色深的人比肤色浅的人发病率高，发病原因和机制尚不清楚，主要有以下几种学说。

（1）黑色素细胞自毁学说。黑色素细胞亢进耗损而早期衰退，如因职业关系接触酚类、儿茶酚胺等对黑色素细胞有损伤作用,可诱发白癜风;也可能与微量元素缺乏有关。

(2) 神经化学因子学说。约 2/3 的患者发病与精神创伤、过度劳累、焦虑有关,有些白癜风损害对称或沿神经节段分布,可能与黑色素细胞周围的神经化学物质增加有关。

(3) 自身免疫学说。一半以上患者的血清存在抗黑色素细胞自身抗体,患者常伴发其他自身免疫性疾病。

(4) 遗传学说。白癜风可出现在双胞胎及家族中,可能属于多基因疾病,在遗传和环境因素的共同作用下发病。

综上所述,白癜风的发生很可能是具有一定遗传素质的个体,出生后在多种内外因素激发下,出现神经精神、免疫、内分泌代谢等多方面的功能紊乱,最终导致皮肤黑色素细胞的破坏或功能抑制,使患病处色素脱失。

(二) 临床表现

白癜风为后天发生,任何年龄均可发病,以青壮年多见,约 50% 的患者 20 岁前发病,约 30% 的患者在 10 岁以前发病,无明显性别差异。部分患者发病有明显季节性,春末夏初病情加重,冬季缓解。

白癜风病变为乳白色或瓷白色白斑,可发生于皮肤任何部位,好发于暴露及摩擦部位,如指背、腕、前臂、颜面、颈项及生殖器周围等,少数患者皮损可泛发全身。发病初期为色素减退斑,一片或几片,边界不清,逐渐扩大为边界清楚的色素脱失斑,白斑中毛发可变白或不变白,发于头部可仅有头发变白而无白斑。大多数患者无自觉症状。病程缓慢迁延,有时可自行好转或消退。

白癜风分为两期:进展期和稳定期。病情进展期,白斑不断扩大而且有新发白斑,同形反应阳性(机械性刺激如压力、摩擦、烧伤、外伤后,可继发形成新的白斑);至稳定期,皮损停止发展,呈边界清楚的色素脱失斑,损害边缘的色素增加。

本病根据皮损范围和分布分为三型。① 局限型:皮损仅局限于一个部位,此型又可分为节段型(皮损按神经节段或皮节分布)、黏膜型(仅累及黏膜);② 泛发型:最常见,表现为皮损泛发分布于体表,又可再分为寻常型(皮损散发于体表多处)、面肢端型(皮损分布于面部和肢体远端)、混合型(由上述几种不同类型组成);③ 全身型:全身皮肤完全或几乎完全受累,也可有毛发变白。

【典型症状小结】 在皮肤任何部位均可发生,但好发于暴露及摩擦部位，由边界不清的一片或几片色素减退斑逐渐扩大为边界清楚的色素脱失斑，为乳白色，用力压之不变颜色。

（三）治疗

白癜风的治疗方法和药物种类很多，但大多疗效不能令人满意。皮损面积小，发生于暴露部位如头面部。病期短者，治疗效果较好。

应早期积极治疗，宜采用综合治疗疗法，疗程至少3个月。患者须积极配合，如保持良好心态，科学膳食，保证睡眠，避免皮肤受损和暴晒，才能更有利于恢复。

（1）光疗法：可采用光化学疗法，如补骨脂素（一种光敏感性药物）联合使用A段紫外线暴露疗法，可增加皮肤黑色素细胞密度及酪氨酸酶活性。也可用窄波紫外线或308准分子激光治疗。治疗过程中可有轻度的红斑及瘙痒，也需要进行眼部及男性生殖器的防护。

（2）氮芥乙醇：制剂须新鲜配制，有刺激性和致敏性，外用时仅限于白斑区。

（3）外科疗法：自体表皮移植术适用于局限型的静止期患者，可将黑色素细胞移植到脱色区，以达到色素恢复的目的。费用较高，有一定的失败概率。

（4）糖皮质激素：对于泛发型白癜风进展期损害，系统使用糖皮质激素有较好疗效。

（5）外用免疫抑制剂：对于不适用激素的部位，为避免长期使用激素的不良反应，可用0.1%他克莫司软膏或吡美莫司软膏。

【晕痣是怎么回事？和白癜风有区别吗？】

晕痣又称离心性后天性白斑，即以痣为中心的白斑，可能是白癜风的一种特殊类型。白斑一般是圆形或椭圆形，中央有一个色素痣或其他痣。皮损可有一个或数个，好发于躯干部特别是背部。痣存在数年后，才出现周围色素消失，亦可见白色晕轮与色素痣同时发生者。部分患者经过数月或数年，中心痣可逐渐消退，随后白斑也消失。晕痣主要以手术或激光去除色素痣或较小的白斑，术后白斑遗留较大者，按白癜风治疗。

（四）预防

（1）尽量避免日常工作生活中的有毒有害物质。例如，减少污染食品的摄入，减少有害气体的吸入，注意房屋装修造成的污染，注意劳动防护等。

（2）尽量避免外伤和皮肤局部的刺激。例如，尽可能避免外伤、压迫、摩擦，以及局部的感染等，因为上述均可诱发在局限性炎症或外伤部位形成新的白斑（同形反应）。外伤可使伤处皮肤变白，可能是局部创伤处的神经纤维受损所致，或是机体处于高度应激状态，降低了黑色素的合成代谢水平。

（3）保持健康良好的心态。对于突发事件泰然处之，"因郁致病"或"因病致郁"对健康与黑色素代谢均有较大影响。

（4）避免接触有害化学物质。例如，接触某些酚类物质后有可能会发生白斑。

（5）曾有白斑者慎用维生素C。一些富含维生素C的水果可适当食用，但尽量少食，因为维生素C可影响酪氨酸酶的活性，干扰皮肤黑色素的合成。特别注意不应在其他治疗中长期大量口服或注射维生素C，这对白癜风患者不但无益反而有害。

（6）防止药物诱发。久服某些药物可发生白斑，如一些具有光敏感作用或能干扰黑色素正常代谢、影响黑色素合成的药物。

（7）适度日晒。应主动地、适度地进行日晒，但应避免强光曝晒。时间随季节调整，例如：秋、冬、春初宜选择中午前后，时间可以长一些；春末、夏季以上午、傍晚为宜，中午可隔着玻璃窗照射，短时多次，减少强烈的阳光照射对皮肤的损伤，有利于发挥长波紫外线的预防和治疗作用。

（8）饮食控制。平时多吃一些含有酪氨酸及矿物质的食物，肉、动物肝脏、蛋、奶、菜豆、花生、黑芝麻、核桃、葡萄干及螺、蛤等贝壳类食物。应忌辣椒、烟酒类。

（9）重视自身免疫与白癜风的发病关系。由于某些白癜风患者，特别是发病年龄较晚者，常可同时伴发器官特异性自身敏感性疾病，如甲状腺疾病、恶性贫血、糖尿病、支气管哮喘、异位性皮炎、原发性肾上腺皮质功能不全、恶性肿瘤等，应定期随访观察其他疾病。

【白癜风患者应注意哪些事项？】

1. 早期发现，及时治疗，以便早日控制病情。
2. 生活规律，避免长期处于紧张和焦虑状态。
3. 注意室外锻炼身体，维持免疫系统的正常功能。
4. 避免皮肤反复摩擦和外伤，以免产生新的白斑。
5. 均衡饮食，切勿盲目忌口，补充身体需要的各类营养物质。
6. 白癜风治疗均须坚持3个月才能判断有无疗效，切勿半途而废。

第五章 皮肤附属器疾病

一、脂溢性皮炎

【案例】李某,男,33岁,8年前面部、胸背部皮肤开始出现丘疹,伴油脂分泌增多,未予重视;约1年前头皮开始出现红色小丘疹,偶有脓头,同时头发油腻,头皮屑增多。自述疲劳、饮酒、食用辛辣刺激性食物后症状加重,尤其是在夏季。查体:头皮、面部、躯干、后背部散在红斑、毛囊性丘疹、脓丘疹,面部"T"区见片状红斑,双侧鼻翼红斑上覆着黄红色油腻性痂皮,头皮散在糠秕状脱屑。诊断:脂溢性皮炎。

(一)发病原因

病因尚未清楚,目前认为是在皮肤皮脂溢出过多的基础上,马拉色菌(一种条件致病性真菌)等微生物寄生与繁殖,在皮肤表面水解皮脂产生游离脂肪酸,刺激皮肤而产生炎症反应。精神压力、刺激性饮食、嗜酒、内分泌功能失调、维生素B族缺乏,以及物理、化学刺激等均可诱发和加重本病。近年来研究发现,不合适的皮肤护理,特别是滥用护肤品,可破坏皮肤的天然保护屏障,损坏皮肤本身的水油均衡机能,皮肤表面菌群失调,条件致病菌大量繁殖也可导致脂溢性皮炎。

(二)临床表现

脂溢性皮炎多发于青壮年,男性多于女性,皮疹常发于皮脂腺较多的部位,如头皮、颜面(眉弓、鼻翼两侧)、腋窝、前胸和背部等。皮损初起为毛囊性丘疹,逐渐扩大融合成边缘清楚的暗黄红色斑、斑片或斑丘疹,表面覆盖油腻性鳞屑或痂皮,可出现渗出、结痂及糜烂并呈湿疹样表现。伴有不同程度的瘙痒,呈慢性经过,可反复发作。严重者皮损泛发全身,呈弥漫性潮红及显著脱屑,称脂溢性红皮病。

头皮皮损可表现为鳞屑型及结痂型。前者表现为红斑、红色毛囊性丘疹,同时伴有小片糠秕样脱屑,头发干燥、细软、稀疏或脱落;后者多见于肥胖者,表现为头皮覆着油腻性黄痂或棕色痂,痂下可有糜烂、渗出。

累及颜面部时常与痤疮伴发;累及褶皱部(如乳房下、腋窝、外生殖器、大腿内侧、腹股沟等）时多见于肥胖中年人，皮损类似体癣，易继发念珠菌感染。

【典型症状小结】 头面部、胸背部等油脂溢出处的红色丘疹、红斑及油腻性鳞屑与痂皮。

（三）治疗

首先要限制多糖及多脂饮食，戒酒，控制咖啡、辛辣刺激性食物的摄入，其次应多吃新鲜蔬菜和水果。充分的休息和良好的生活方式也很重要。

外用药的原则为去脂、消炎、杀菌、止痒。常用药有抗真菌的混合制剂（如复方益康唑乳膏、复方咪康唑霜）和钙调磷酸酶抑制剂。头皮皮损可使用含有酮康唑的洗发水洗头，每周2次。

在外用药的同时，可口服维生素B族类制剂，如维生素B_6、B_2及复合维生素B等。伴有真菌或细菌感染的皮损可以遵照医嘱使用抗真菌药物（伊曲康唑）及抗细菌药物（四环素或红霉素）。

部分医学护肤品（配方必须完全公开，所有有效成分及安全性须经医学文献和皮肤科临床测试证明，按照严格的制药标准生产）在控油、保湿的同时，有助于维持和修复皮肤屏障功能，有利于脂溢性皮炎皮损的治疗与恢复。医学护肤品只在药房、医院销售，可酌情作为护肤品长期使用。

【脂溢性皮炎患者是否可以使用硫磺皂去除面部的油脂？】

不能。我们的面部皮肤有大量的皮脂腺和汗腺，可以合成皮肤表面的皮脂膜，皮脂膜主要含有角鲨烯、蜡脂、甘油三酯及胆固醇酯等，为皮肤表层的一层天然保护屏障，呈弱酸性，有强大的保湿护肤、抗菌消炎作用。而碱性的硫磺皂会破坏皮脂膜的保护作用，可导致皮肤经皮水分丢失增加，皮肤干燥缺水，皮肤天然的屏障功能被破坏。硫磺皂去污力强，使用时会带来暂时的清爽和洁净的感觉，偶尔使用硫磺皂问题不大，可在洁面后立即使用补水的润肤霜。但长期使用，必然会对面部皮肤造成伤害，出现皮肤屏障功能受损后的一系列皮肤问题。

（四）预防

脂溢性皮炎的发生与消化功能失常，以及吃糖类、脂肪类食物过多有关。因此要注意饮食，平时少吃辛辣、油腻食物和甜食，多吃新鲜的蔬菜、水果。平时注意保持良好的精神状态和规律的生活习惯，戒烟限酒，睡眠充足，避免熬夜疲劳。适量运动和锻炼身体，增强体质。避免各种机械性刺激，少用热水、碱性强的肥皂洗浴。正确使用护肤品，对皮肤进行合理

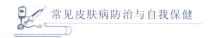

的清洁、保湿和防晒,避免使用彩妆。

【脂溢性皮炎会发展为脂溢性脱发吗?】

不是所有脂溢性皮炎都会发展为脂溢性脱发。

脂溢性皮炎为皮脂溢出区皮肤上,微生物寄生与繁殖后引起的炎症反应,特征为头面部、胸背部等油脂溢出处的红色丘疹、红斑及油腻性鳞屑与痂皮。

而脂溢性脱发也称为雄激素源性脱发,为一种具有遗传因素参与且依赖雄激素作用的特征性秃发,与睡眠、精神压力也均有一定关系,男性多见。男性脂溢性脱发一般是由前额两侧和头顶中间部位开始出现头发纤细而稀疏,继而头发脱落,最终蔓延到整个头顶,但是枕部及双颞侧保留剩余头发。而女性脂溢性脱发则症状轻,多头顶部头发稀疏,但前发际线不后移。

即使脂溢性脱发可能伴有头皮及皮肤油脂分泌旺盛的状态,也并不一定会出现脂溢性皮炎;脂溢性皮炎患者也不一定伴有雄激素水平升高的病理基础及家族遗传史,不一定伴有脂溢性脱发。两种疾病不存在先后或因果关系。

二、痤疮

【案例】 王某,男,22岁,自青春期起开始出现面部皮疹,近期逐渐增多,蔓延至前胸、后背部。自觉食用油腻饮食、甜食,以及疲劳、熬夜、日晒后症状有加重趋势。患者父母年轻时面部也有类似情况,但皮损程度较轻。查体:面部、前胸、后背部散在多发的黑头粉刺、白头粉刺、丘疹、脓疱,双侧下颌部散在结节、囊肿数枚。诊断:痤疮(重度)。

(一)发病原因

痤疮是一种毛囊、皮脂腺的慢性炎症性疾病,具有一定损容性,发病主要与四个原因相关:① 雄激素分泌增多或雄雌激素水平失调;② 皮脂分泌亢进;③ 毛囊皮脂腺开口处过度角化(造成腺管堵塞,皮脂排泄障碍,潴留形成粉刺);④ 痤疮丙酸杆菌感染及继发炎症。

此外,遗传、内分泌、情绪、饮食、胃肠功能障碍、月经、化妆品、机械性刺激等因素也可诱发本病。

(二) 临床表现

痤疮俗称"青春痘",又名"粉刺""酒刺""暗疮"等,多发于青年人群如初高中和高校学生、部队年轻官兵等。皮损好发于颜面部,首先是前额、双脸颊及下颌部,其次是胸部、背部及肩部等皮脂腺丰富的部位,多为对称性分布,并常有皮脂溢出。

痤疮皮损分为非炎症性皮损和炎症性皮损。

痤疮的非炎症性皮损表现为开放性和闭合性粉刺。闭合性粉刺(又称"白头粉刺")的典型皮损是直径约1毫米的肤色丘疹,无明显毛囊开口,可挑挤出白黄色豆腐渣样物质。开放性粉刺(又称"黑头粉刺")表现为圆顶状丘疹伴显著扩张的毛囊开口,内含脂栓受氧化而成黑色。

上述闭合性和开放性粉刺进一步发展,会演变成各种炎症性皮损,表现为炎性丘疹、脓疱、结节和囊肿。炎性丘疹呈红色,部分顶端可有白色脓液,即小脓疱;继续发展可形成大小不等的暗红色结节或囊肿。前者触之有硬结和疼痛感;后者位置更深,充满了脓液和血液的混合物,挤压时有波动感。炎症性皮损消退后常常遗留色素沉着、持久性红斑、凹陷性或肥厚性瘢痕。

临床上根据痤疮皮损的性质和严重程度将痤疮分为3度和4级。① Ⅰ级(轻度):有粉刺,可伴散在分布的少量炎性皮损;② Ⅱ级(中度):除粉刺外,炎性丘疹皮损数目增加,可出现浅在性脓疱,但局限于颜面;③ Ⅲ级(中度):除粉刺、较多炎性丘疹外,还有深在性脓疱,分布于颜面、颈部和胸背部;④ Ⅳ级(重度):除有粉刺、炎性丘疹及脓疱外,还有结节、囊肿或瘢痕。

本病一般无自觉症状,炎症明显时可有疼痛,病程缓慢,时轻时重,部分患者可直至中年时期病情才逐渐缓解。

【典型症状小结】 发生在颜面、前胸和背部的粉刺、丘疹、脓疱、结节和囊肿,对称分布。

(三) 治疗

治疗原则:去油脂、溶角质、杀菌、消炎、调节激素水平。

1. 一般治疗

切忌用手挤压及搔抓粉刺;尽可能避免辛辣食物,控制脂肪和糖类食品,多吃新鲜蔬菜、水果;用清水洗脸,并忌用油膏类化妆品;改善便秘非常重要;注意休息,规律生活,劳逸适度;禁用溴、碘类药物(可引起或加重职业性青春痘样皮疹)。

2. 外用药物治疗

轻者外用药物治疗即可。目前常用的外用维 A 酸类药物包括第一代维 A 酸类药物，如 0.025%~0.1%全反式维 A 酸霜或凝胶，以及异维 A 酸凝胶；第三代维 A 酸类药物如 0.1%阿达帕林凝胶。外用维 A 酸类药物常会出现轻度皮肤刺激反应，如局部红斑、脱屑，出现紧绷和烧灼感，但随着使用时间延长可逐渐消失。建议从低浓度或小范围开始使用，对轻中度痤疮有较好疗效。

过氧苯甲酰为过氧化物，具有杀灭痤疮丙酸杆菌、溶解粉刺及收敛的作用，少数敏感性皮肤对其会出现轻度刺激反应，建议敏感性皮肤从低浓度及小范围开始试用。

还可外用抗生素如红霉素、林可霉素及其衍生物克林霉素、氯霉素或氯洁霉素等，以及壬二酸（抑菌及溶解粉刺）和硫化硒（抑菌及降低皮肤游离脂肪酸含量）等。

3. 内服药物治疗

异维 A 酸对结节、囊肿性痤疮、聚合性痤疮效果好，口服 3~4 个月为一疗程，但常见皮肤黏膜干燥等不良反应，且育龄期人群在服药期间应避孕，停药 1 年后方可怀孕。

口服抗生素如多西环素、米诺环素、红霉素、四环素等，能抑制痤疮丙酸杆菌和炎症反应，可降低面部游离脂肪酸浓度，一般需要连服 8 周。

抗雄激素药物主要有达英-35、螺内酯、西咪替丁等。其中，达英-35 有抗雄激素作用，同时又能抑制排卵，兼有避孕作用，适用于患有痤疮且月经不正常，或月经前痤疮皮损加重的女性患者。

小剂量的糖皮质激素如泼尼松或地塞米松有抗炎作用，适用于严重结节性痤疮、聚合性痤疮、囊肿性痤疮的炎症期和暴发性痤疮，但不宜长期反复使用，以免出现激素的不良反应。

4. 化学疗法

果酸焕肤术为治疗轻度、中度痤疮的理想方法之一。果酸广泛存在于水果、甘蔗、酸乳酪中，分子结构简单，无毒无臭，渗透性强且作用安全。治疗原理为通过干扰细胞表面的结合力来减弱角质形成细胞的黏着性，加速表皮细胞脱落与更新，调节皮脂腺的分泌，同时刺激真皮胶原合成。治疗方案为每 2~4 周治疗 1 次，4 次为 1 个疗程，增加治疗次数可提高疗效。治疗期间需要注意防晒。

5. 物理治疗

光动力疗法（PDT）的适应证为Ⅲ级和Ⅳ级痤疮，术后须避光48小时，以免产生光毒反应。治疗方法为外用5-氨基酮戊酸（ALA），使其富集于毛囊皮脂腺单位后，局部照射红光或蓝光后产生的单态氧可作用于皮脂腺，直接杀灭痤疮丙酸杆菌等病原微生物并抑制皮脂分泌，改善毛囊口过度角化，从而促进痤疮皮损愈合。

激光疗法中的强脉冲光和脉冲染料激光有助于炎症性痤疮后期红色印痕消退。点阵激光对于痤疮瘢痕也有一定程度的改善。

6. 辅助治疗

对粉刺可用特制的粉刺挤压器将内容物挤出，但应注意挤压的力度和方向，用力不当可致皮脂腺囊破裂，导致炎性丘疹的发生；对化脓皮损有时需要切开引流；清洁皮损后，用药物按摩或药物喷雾，结合石膏药物倒模，可达到治疗和美容目的。此外，中药湿敷、针灸、拔罐等亦有一定效果。

在痤疮的治疗中，应注意痤疮分级和联合治疗：一是根据其分级选择相应的治疗药物和手段；二是不同药物的作用机制往往针对痤疮的不同发病环节，因此不同治疗方法的联合使用可以产生治疗的协同作用，从而增加疗效。总的来说，痤疮的治疗方案并不是一成不变的，应该根据患者的实际情况灵活改变，以充分体现个体化的治疗原则。

【有人说："痤疮根本不需要治疗，过了青春期就自动好转了。"这是真是假？】

这种观点是错误的。痤疮多见于青春期，但也不完全受年龄阶段的限制，从儿童到成人，几乎所有年龄段的人都可以发病。如果痤疮皮疹较少，可不予以治疗，待其自然消退。但如果皮疹较多，炎症较重，则应积极治疗。尤其是患有脓疱、结节、脓肿、囊肿性痤疮者如果没有及时治疗，会遗留下凹陷性或增生性瘢痕，影响皮肤外观，甚至较易引起焦虑、抑郁等心理问题。因此，对痤疮需要因人而异地制订个性化治疗方案，进行积极合理的治疗。

拓展阅读

你的痘痘分级了吗？

导读：青春留痘，是绝大多数人都会经历的阶段。青春期由于皮脂腺分泌旺盛，是青春痘的高发期。青春痘好发于油性皮肤人群，且发病时间长，学习、生活、交际等多方面受其影响，让不少青少年备受困扰。在痘痘治疗方面，一部分家长认为，痘痘只是青春期的事，"年龄大了自然就没了"，于是对痘痘放任不管；一部分家长则"病急乱投医"，却并没有改善和缓解痘痘病情，反而出现病情加重的情况。

扫码查看全文

（四）预防

饮食上注意限制可能诱发或加重痤疮的辛辣食物，控制脂肪和糖类食品，多食新鲜蔬菜、水果和富含维生素的食物。注意生活节奏规律，劳逸结合，避免熬夜，避免长时间坐在电脑前面等。注意防晒，纠正便秘。

【痤疮患者注意事项有哪些？】

1. 精神、心理因素对痤疮的病程和康复很重要，不要患了痤疮就悲观，要乐观自信，同时坚持合理的治疗。

2. 注意面部皮肤清洁、保湿和减少皮脂分泌。一般用温水洗脸，去除皮肤表面多余油脂、皮屑和细菌的混合物，但不能过分清洗，早晚两次即可。禁用强碱性的香皂和洗液，面部油脂分泌过多可偶尔适当用硫磺皂清洗。慎选洗面奶、洁脸剂等，应明确不含皂基和酒精成分才能使用。

3. 忌用含油脂、油膏及粉质过多的化妆品，禁止面部频繁接触过多不同种类的化妆品。

4. 禁用磨砂膏和收敛水，两者均会刺激表皮并激化皮脂腺分泌，使炎症恶化，此外收敛水能使毛孔收缩，让原本堵塞的毛孔更小，影响皮脂腺分泌。

5. 忌用手挤压、搔抓粉刺和炎性丘疹等皮损，以免引起感染化脓，导致破溃后形成瘢痕和色素沉着。

6. 作息规律，保证充足的休息时间，多喝水。只有保证良好的作息习惯，才不会导致内分泌失调，从而反复长痤疮。

7. 饮食方面注意"四少一多"，即少吃辛辣食物、少吃油腻食物、少吃甜食、少吃"发物"（如狗肉、羊肉等），多吃凉性蔬菜、水果，但也应防止过量食用引起胃病。

8. 保持肠道通畅，养成良好的排泄大便习惯。

9. 戒烟、限酒，少喝浓茶。香烟中的尼古丁会收缩微血管，使血液和淋巴循环产生障碍，降低皮肤的愈合能力，容易使痤疮感染。

10. 对于伴有皮肤屏障功能受损的痤疮患者，可酌情配合使用医学护肤品，以维持和修复皮肤屏障功能。如伴皮肤敏感，应外用舒敏、控油保湿霜，局部皮损处可使用有抗痤疮作用的护肤品；如皮肤表现出油腻、毛孔粗大等症状，应主要选用控油保湿凝胶。

拓展阅读

痘坑、痘印，该如何对付？

导读：对于不少人来说，最大的苦恼是：青春没了，青春痘还在；青春痘好了，痘坑、痘印还在！《中国痤疮治疗指南》的一项研究表明，超过95%的人会有不同程度的痤疮发生。痤疮消退后，会留下不同程度的印记，如黑印、红印以及凹凸不平的痘坑。痘坑、痘印影响观瞻，给不少人带来了极大的心理负担。在对付痘坑、痘印之前，需要先了解痘印的类型。按照痘印的严重程度来分，常见的痘印有3种：情况较轻的为红色痘印，较为严重的是痘坑或增生性凸疤（痘疤），以及黑色素异常沉积引起的黑色痘印。本文就这3种痘印做详细的分析。

扫码查看全文

三、斑秃

【案例】王某，女，48岁，1周前去理发店剪发时由理发师发现头皮出现头发脱落区2块。自述近期单位常加班，精神压力较大，睡眠不好，常常夜间醒来2~3次。回忆在30年前的高中生时代也出现过类似的块状脱发情况，后不治自愈。查体：额部、枕部可见2枚圆形一元钱硬币大小脱发区，轻拉试验阳性，表面头皮光滑，无炎症、鳞屑和瘢痕。诊断：斑秃。

（一）发病原因

斑秃俗称"鬼剃头"，为突然发生的非炎症性、非瘢痕性的局限性斑片状脱发，一般无自觉症状，可发生于全身任何长毛部位。在学生或公务员备考、部队训练紧张时偶有发生。

精神及心理因素在斑秃的发生、发展中起重要作用，但病因尚未完全清楚，目前认为可能与遗传、情绪应激、内分泌失调、病灶感染、自身免疫等因素有关。约 25% 的病例有家族史，有时合并其他自身免疫性疾病如甲状腺炎、白癜风、糖尿病等，故目前认为本病的发生可能基于自身免疫的发病机制。

（二）临床表现

本病可发生于任何年龄，但以青壮年多见。典型表现为突然出现的圆形或椭圆形、直径 1~10 厘米、数量不等、边界清楚的脱发区。患处皮肤光滑，局部无炎症、鳞屑和瘢痕。

皮损表现为圆形或卵圆形脱发区，按病期可分为进展期、静止期及恢复期。进展期在斑秃边缘头发松动，容易拔出（轻拉试验阳性），拔出的头发常可见毛干近端萎缩、上粗下细，呈"感叹号"样（需显微镜或放大镜观察），如损害继续扩大、数目增多，可互相融合成不规则的斑片；静止期脱发区边缘头发不再松动；恢复期有新毛发长出，最后恢复正常。

病程可持续数月至数年，多数头发能再生，但斑秃也能再次发生。脱发越广泛，再发机会越多而再生机会越少。头皮边缘特别是枕部的毛发较难再生。斑秃如进展至头发全部或头发几乎全部脱落，称为"全秃"。如全身所有毛发（包括眉毛、睫毛、腋毛、阴毛、全身毳毛）都脱落，称为"普秃"。

【典型症状小结】 突然发生的局限性斑片状脱发，头皮正常，局部无炎症、鳞屑和瘢痕，无自觉症状。

（三）治疗

首先去除可能的诱发因素，注意精神放松和劳逸结合。告知患者绝大多数普通斑秃可在 6~12 个月内自然痊愈，仅有少数病例反复发生，以减轻患者心理压力。对秃发范围广或全秃、普秃的患者，可采取措施（如可建议戴假发等）积极消除脱发带来的消极情绪及精神负担。

外用药物有米诺地尔溶液、辣椒酊、芥子酊等，可促进毛发生长，每日涂 1 或 2 次。可以外用糖皮质激素类药物或局部封闭脱发区。

口服胱氨酸、泛酸钙、维生素 B 族有助于头发生长。对于迅速广泛的脱发、全秃或普秃，可口服小剂量泼尼松治疗，症状控制后再逐渐减量，维持数月。对于焦虑、精神紧张、失眠的患者可给予镇静剂。也可尝试口服中药制剂如养血生发胶囊、何首乌片、薄芝片、斑秃丸等。还可尝试紫外线局部照射、氦氖激光照射,或头皮按摩加梅花针局部弹刺等。

【生姜片搽头皮治疗斑秃是否有效?】

适度地使用生姜片搽头皮对斑秃有一定的治疗作用。原理是生姜中含有的挥发油、姜辣素等物质外搽后能刺激头皮血管,增强局部血液循环,促进头发生长。但是过度的刺激也可引起红斑、丘疹、水疱等不良反应。因此建议平时可以多用手指指腹按摩头皮,也可起到促进局部血液循环、帮助头发生长的作用,这样的做法更加科学、合理。

(四) 预防

预防斑秃的关键在于避免精神紧张、焦虑和失眠。

(1) 保持良好的生活方式及乐观积极的心态。适度调适心理压力,消除精神压抑感,适时地转移注意力、放松心情;不要熬夜,保证充足的睡眠以提高免疫力;适度进行体育锻炼;拓展兴趣爱好;劳逸结合,避免过度疲劳。

(2) 注意护发。不用脱脂性强或碱性的洗发剂,这类洗发剂的脱脂性和脱水性均很强,易使头发干燥、头皮坏死。应选用温和无刺激性的洗发剂,或根据自己的发质选用,可2~5天洗头一次。不滥用护发用品,洗发时避免用指甲搔抓,以免损伤发根。洗发时要配合按摩,这样不但能保持头皮清洁,还可以促进头皮的血液循环。用电吹风时,一般将头发吹至八分干即可。尽量少染发、烫发、焗油等。

(3) 头皮保养。不用塑料梳子和头刷,因易产生静电,会给头发和头皮带来不良刺激。宜选用黄杨木梳、牛角梳和猪鬃头刷,既能去除头屑,增加头发光泽,又能按摩头皮,促进血液循环。

(4) 戒烟限酒。吸烟会使头皮毛细血管收缩,从而影响头发的发育生长。应节制饮酒,少饮浓茶、咖啡等刺激性饮料。

(5) 养成健康规律的饮食习惯。防止痔疮和便秘(均可加速头顶部的脱发)。注意均衡营养,不挑食、不偏食,多吃黑芝麻、核桃仁等坚果类食物及新鲜蔬菜、水果。

【女性脱发不容忽视】

1. 女性在怀孕期间,头发处于最佳状态(高雌激素水平延长了头发生长期),而分娩后2~6个月头发逐渐变黄并有不同程度的脱发。如产后抑郁、焦虑,自主神经功能紊乱,会使头皮供血减少,以致头发营养不良、继续脱落，难以恢复之前的浓密。而大量头发脱落会导致精神更紧张、心情更焦虑，加重头发脱落情况，长此以往造成恶性循环。

2. 如果产后女性消化和吸收功能不良，或本身有挑食、偏食的情况时，容易出现营养缺乏或营养不均衡，从而影响头发的生长和代谢。还有些妈妈坐月子期间受风俗习惯影响对头部护理不当，使头皮的皮脂分泌物和灰尘混合堆积，既影响了头部的血液供给，又容易引起毛囊炎或头皮感染，从而使脱发概率提高。

3. 职场竞争激烈，再加上频繁交际、打理家务、辅导孩子学业等，易产生沉重压力和焦虑，都可是脱发、斑秃的重要诱因。

4. 过度使用美发产品，如定型液、染色剂等，过度吹发卷发、焗油等，均损害头发健康，长期可能致毛囊堵塞，最后形成脱发。

5. 对于节食减肥的女性来说，经常吃素，像蔬菜、水果和面粉等，营养不均衡，使头发所需的蛋白质和微量元素不足，形成发质干枯、分叉、断裂及脱发。

6. 口服避孕药可致脱发。避孕药的品种很多，其主要成分不外乎雌激素和孕酮。孕酮的代谢衍生物具有雄性激素特征，可导致脱发，主要表现为斑秃，也可呈脂溢性脱发。此外，避孕药会影响维生素代谢，从而影响头发正常生长；避孕药还可对甲状腺功能产生一定影响，甲状腺功能的异常，也可影响到头发的健康生长。

第六章　性传播疾病

一、梅毒

【案例1】患者，男，52岁。半月前全身不适，头晕乏力，食欲不振，低热，身上起红色皮疹，不痛不痒。在工作单位医务室被诊断为过敏性皮炎，口服抗过敏药物（药名不详）治疗3天无效。再到当地中医院被诊断为荨麻疹，经氯化钙溴化钠注射液静滴、氯苯那敏口服治疗5天，皮疹未消退，遂来医院皮肤科就诊。经仔细询问，患者4个月前出差时曾有不洁性交史，约2个月前阴茎冠状沟出现过绿豆大小的浅表溃疡，硬实，不痛不痒，遂至某私人诊所，使用"中药偏方"（具体不详），外涂绿药膏而愈。查体：躯干、四肢近端有数目较多的圆形或椭圆形的铜红色皮疹，边界清楚，部分皮疹表面附有少许白色鳞屑，呈对称分布，口腔及外生殖器未见皮疹。实验室检查：梅毒血清学检查阳性，艾滋病病毒抗体阴性。诊断：二期梅毒。

【案例2】患者，女，22岁，未婚。2个月前，患者外阴部位出现1枚浅表溃疡，不痛不痒，未做特殊治疗，1个月后自行痊愈。1周前患者口周出现皮疹，逐渐蔓延至躯干及手足部位，无明显自觉症状，无发热及其他不适，遂至医院就诊。患者有男朋友（固定性伴侣），但没有使用安全套的习惯，回忆称男朋友几个月前"身上曾经有零散圆环形红斑，上面有白色皮屑，不痒，几周后皮疹消失"。查体：口周见数枚暗红色斑块，表面覆鳞屑，躯干、双手掌心及双足底可见广泛分布的铜红色斑疹，皮损周围可见领圈样脱屑。实验室检查：梅毒血清学检查阳性。诊断：二期梅毒。

（一）发病原因

梅毒是由称为"梅毒螺旋体"（又称"苍白螺旋体"）的病原体感染所引起的一种慢性传染病。近年来，梅毒患者在我国增长迅速，梅毒已成为报告病例数最多的性病。

梅毒的唯一传染源是梅毒患者，患者的皮损、血液、精液、乳汁和唾液均有梅毒螺旋体存在。梅素螺旋体对干燥环境、温度均特别敏感，离体干燥 1~2 小时死亡，41 ℃中 1 小时死亡；对化学消毒剂敏感，对青霉素、四环素、砷剂等敏感。

常见传播途径有以下几种。

（1）性接触传染：为主要传播途径，约 95% 的患者通过性接触由皮肤黏膜微小破损处感染。未经治疗的患者在感染后 1~2 年内具有强传染性，但随着病期延长，传染性越来越弱，感染 4 年以上的患者被认为基本无传染性。

（2）母婴传播：在妊娠期，梅毒螺旋体可通过胎盘及脐静脉由母体传染给胎儿，可引起流产、早产、死产或胎传梅毒，危害极大。随着孕妇梅毒病期延长，母婴传播的概率同样逐渐降低，如未经治疗的早期梅毒孕妇的传播概率为 70%~100%，而晚期潜伏期的传播概率则约为 10%。分娩过程中，新生儿通过产道时也可于头肩擦伤处发生接触性感染。梅毒孕妇给婴儿哺乳亦能传播。

（3）其他途径：少数患者可经直接接触而感染，如亲吻、握手等；也可经间接接触而感染，如接触患者使用过的内衣、内裤、被褥、毛巾、剃刀、浴巾、浴盆、便器等。冷藏 3 天以内的患者血液仍有传染性，输入此血液可致感染。共用针头亦可感染。

（二）临床表现

梅毒螺旋体经破损的皮肤或黏膜，借旋转运动进入人体，经淋巴管进入血液播散至全身，几乎可以侵犯人体所有器官，产生复杂多样的临床表现，从皮肤黏膜的表现到心血管、神经系统损害都可出现，所以梅毒亦被称为"模仿大师"，临床易漏诊或误诊。梅毒感染后也可能很多年无症状而呈潜伏状态。

梅毒根据传播途径的不同分为获得性（后天）梅毒与胎传（先天）梅毒。根据病程的长短又可分为早期梅毒和晚期梅毒。感染在 2 年以内的称"早期梅毒"，包括一期梅毒、二期梅毒和早期潜伏梅毒；感染在 2 年及以上的称为"晚期梅毒"，包括三期梅毒和晚期潜伏梅毒。

1. 一期梅毒

一期梅毒是感染的早期，主要表现为硬下疳和硬化性淋巴结炎，出现在感染梅毒螺旋体（如不洁性交）后 9~90 天，多发生于感染后 2~4 周，一般无全身症状。

硬下疳是一种无痛性炎症反应，发生于梅毒螺旋体侵入处，多见于外生殖器，也可见于口唇、舌咽、肛门、乳房、宫颈、手指等部位，表现为直径1~2厘米的圆形无痛性溃疡，边界清楚，周边水肿稍隆起，中心呈肉红色的糜烂面，触之有软骨样硬度，疮面清洁，可有少量浆液性分泌物，内含大量梅毒螺旋体，传染性极强。常为单发，少见2~3个，偶见4个及以上者。硬下疳未经治疗可在3~8周自然消退，治疗则1~2周消退，不留痕迹或留有轻度萎缩性瘢痕。常无自觉症状。

在硬下疳出现1~2周后，部分患者的患处附近或单侧腹股沟可出现淋巴结肿大（硬化性淋巴结炎），可单个也可多个。肿大的淋巴结大小不等，呈质地坚硬的隆起，表面无红肿破溃，一般不痛，消退常需要数月。

2. 二期梅毒

若一期梅毒未经治疗或治疗不彻底，梅毒螺旋体由淋巴系统进入人体血液循环，形成菌血症播散全身，引起皮肤损害，尚可侵犯内脏及神经系统，称"二期梅毒"，亦属于早期梅毒。

二期梅毒常发生于硬下疳消退3~4周后（约感染后9~12周），偶可与硬下疳同时存在。此时约有80%~95%的患者出现皮肤黏膜损害，即梅毒疹，皮损可类似于多种皮肤病，也是梅毒被称为"模仿大师"的原因之一。皮疹虽呈多形性，但患者在一定时期以一种类型皮损为主，主要有斑疹性梅毒疹（"玫瑰疹"）、丘疹性梅毒疹，而脓疱性梅毒疹少见。

"玫瑰疹"为玫瑰色或褐红色的圆形、椭圆形斑疹，直径1~2厘米，压之褪色，皮损数目多，互不融合。手掌、脚底部位的梅毒疹表现为绿豆至黄豆大小、铜红色的圆形或椭圆形斑疹或斑丘疹，边缘可见领圈样脱屑，互不融合，具有一定特征性。自觉症状轻微，传染性强。

梅毒性扁平湿疣多见于外生殖器及肛周，也可见于口角、面部、腋部、乳房下及趾间，由多个扁平丘疹融合而成斑块，边界清楚，表面湿润，可覆有灰白色薄膜。

头部可出现虫蚀状脱发；口腔可发生黏膜斑；可出现骨关节、眼、神经系统及内脏等损害；可出现轻微周身不适及全身性浅表淋巴结肿大（多发性硬化性淋巴结炎）等。

上述各种二期梅毒表现常重叠出现，不管治疗与否，一般在2~10周消退，不留瘢痕。患者免疫力降低或治疗不当时可发生二期复发梅毒，皮损较大，形态独特，常为结节，多呈环状或弧形，数目较少。

二期梅毒应与玫瑰糠疹、寻常型银屑病、病毒疹、体股癣等进行鉴别。

3. 三期梅毒

三期梅毒发生在感染梅毒后2年。早期梅毒未经治疗或治疗不充分，经过 2~4 年（最长可达 20 年）即进入三期梅毒，为晚期梅毒。此期梅毒主要表现为皮肤黏膜的溃疡性损害或内脏器官的肉芽肿病变，主要以系统性损害为主，对器官组织破坏性大。其中，皮肤黏膜损害主要为结节性梅毒疹和梅毒性树胶肿。

结节性梅毒疹好发于面部、肩胛、背部及四肢，表现为一群豌豆大或更小的铜红色深在硬结，表面光滑或附有薄鳞屑，或结节顶端坏死、软化形成糜烂及溃疡。新旧皮疹此起彼伏，呈簇集状、花环状、弧形分布或融合成凹凸不平的大结节。迁延数年，无自觉症状。

梅毒性树胶肿，又称为梅毒瘤，是三期梅毒的重要标志，也是破坏性最强的一种皮损，好发于小腿，少数发生于骨骼、口腔、上呼吸道黏膜及内脏。小腿皮损初起为单发的无痛性皮下结节，逐渐增大，中央逐渐软化，破溃形成直径 2~10 厘米的穿凿样溃疡，呈肾形或马蹄形，边界清楚，边缘锐利，有黏稠树胶状分泌物渗出。愈后形成萎缩性溃疡。

骨梅毒发生率仅次于皮肤黏膜损害，最常见的是长骨骨膜炎；眼梅毒常见为虹膜睫状体炎、视网膜炎及间质性角膜炎；心血管梅毒发生率为 10%，以主动脉病变为主；神经梅毒发生率亦为 10%，主要类型有颅神经麻痹、脑膜炎、脊髓痨和麻痹性痴呆。

4. 潜伏梅毒

潜伏梅毒多是未经治疗的二期梅毒症状自行消失，进入无症状期所致。诊断依据主要为梅毒血清学试验阳性，而临床缺乏梅毒的症状和体征，脑脊液检查阴性。感染在 2 年以内者为早期潜伏梅毒，2 年以上者为晚期潜伏梅毒。

5. 胎传梅毒

胎传梅毒（先天梅毒）可分为早期（2 岁以内）和晚期（2 岁及以上）。早期胎传梅毒相当于后天二期梅毒，常有较严重的内脏损害，可有梅毒性鼻炎及喉炎、梅毒性骨软骨炎、骨膜炎、梅毒性眼损害等，淋巴结和肝脾可肿大，患儿可有贫血、消瘦、发育迟缓等恶病质样表现。晚期胎传梅毒与成人的三期梅毒相对应，无传染性，以典型的牙齿异常（半月形门齿）、间质性角膜炎、神经性耳聋、鞍鼻等为较常见的特征，皮肤可发生肉芽肿性损害和树胶肿。

【典型症状小结】 梅毒病程呈阶段性，包括一期、二期和三期梅毒等，临床表现复杂多样。一期有硬下疳，常为单发、无痛无痒、圆形或椭圆形、边界清晰的溃疡，高出皮面，触之有软骨样硬度，疮面较清洁，有继发感染者分泌物多，可伴有淋巴结肿大。二期梅毒的皮损可与许多其他皮肤疾病相似，常表现为发生于掌跖的梅毒疹（"玫瑰疹"），肛周、生殖器部位的扁平湿疣等。三期梅毒主要为系统性损害，皮肤主要表现为结节性梅毒疹和梅毒性树胶肿。梅毒可累及全身各个器官，因此必须结合接触史、病史、体检及梅毒血清学试验，进行综合分析。

（三）治疗

1. 治疗原则

梅毒治疗的一般原则：及早发现，及时治疗；剂量足够，疗程规范；治疗后要经过足够时间的追踪观察；对传染源及性伴侣应同时进行检查和治疗；青霉素为首选药物。

尤其要强调越早治疗，效果越好。早期梅毒经过及时、充分、足量、规范的治疗，大约90%的患者可以完全治愈。若早期梅毒未经治疗，或者接受不适当治疗，则可能发生严重损害，甚至提前发生三期梅毒的症状。

梅毒治疗后第1年内应每3个月复查血清1次，此后每6个月1次，共3年。神经梅毒和心血管梅毒应终身随访。

2. 早期梅毒治疗

治疗需要根据病程、病情的不同而制订相应的治疗目标和方案。一期、二期以及早期潜伏梅毒治疗，多选择普鲁卡因青霉素，连续肌肉注射10天，或苄星青霉素肌肉注射，每周1次，连续2~3次。头孢曲松为备选方案。

3. 晚期梅毒治疗

三期梅毒或不能确定病期的潜伏梅毒及二期复发梅毒，多选用普鲁卡因青霉素，连续肌肉注射20天，或苄星青霉素肌肉注射，每周1次，连续3次。

4. 其他梅毒治疗

心血管梅毒和神经梅毒治疗多使用水剂青霉素。妊娠期梅毒可选用普鲁卡因青霉素。胎传梅毒脑脊液正常者，可选用普鲁卡因青霉素或苄星青霉素，脑脊液有感染者选用水剂青霉素。

对青霉素过敏者，可选择盐酸四环素、多西环素、红霉素等药物，但疗效不如青霉素。

【什么是吉海反应？】

首次使用青霉素治疗梅毒的患者，由于梅毒螺旋体被迅速杀死，释放出大量的异种蛋白，引起急性变态反应，在治疗后数小时出现寒战、高热、头痛、肌肉骨骼疼痛、皮肤潮红、恶心、心悸、多汗等流感样症状,梅毒的症状和体征也可暂时加重,通常这些症状多会在24小时内缓解,但严重的梅毒患者甚至发生主动脉破裂,这就是吉海反应。

为了预防吉海反应,可以在注射前一天口服小剂量泼尼松,连续3日。皮质类固醇可减轻吉海反应的发热,但对局部炎症反应的作用则不确定。

(四)预防

关键在于安全性行为,重点在于早期规范治疗。

(1)加强健康教育和宣传,避免不安全的性行为。

(2)认真做好婚前、孕前体检。有梅毒病史的已婚妇女在孕前一定要进行全面梅毒检查。有过不洁性生活的女性在计划怀孕前,最好去正规医院做全面性病检测。对于有生育要求的女性梅毒患者,要在确定梅毒治愈后,再考虑怀孕。高危人群建议在妊娠初3个月及孕期末均应做梅毒血清学试验,如发现已感染梅毒,应进行正规治疗,以减少胎传梅毒的发生。

(3)追踪梅毒患者的性伴侣,对可疑人群进行梅毒血清学试验筛查,以便早期发现并及时治疗,切断传染源。

(4)梅毒患者在未治愈前应禁止性行为,如有发生则必须使用安全套。平时应加强体育锻炼,劳逸结合,保持健康的作息规律,以利康复。

(5)注意生活细节,自己的内裤、毛巾不与家庭成员外的人员同时清洗,不与他人同盆而浴。

【与梅毒患者有过性关系的人怎么办?】

如不小心与梅毒患者有过性关系,就有感染梅毒的危险性。当遇到这种情况时,可采取两种方法。

一是定期观察和化验检查。一般在感染后的2~4周出现一期梅毒的临床表现,再隔1周左右的时间,梅毒血清学试验可呈阳性。因此,可以在感染后3周、1个月、2个月、3个月定期去医院检查,如3个月后梅毒血清学试验仍呈阴性,则可排除此次的感染。

二是如果确定对方为梅毒患者且处于传染期,有过未使用安全套的性行为,可用苄星青霉素做预防性治疗,一般用法为苄星青霉素240万单位,一次性肌注,然后再进行随访观察。

二、淋病

【案例1】患者,男,27岁,1周前有过一次不洁的性生活,未全程使用安全套。2天前，晨起小便觉尿道口灼热，有轻微尿痛感，见有少量稀薄黏液从尿道口流出，清洗后未予重视。此后尿急、尿痛感持续存在，尿道口黄色脓性分泌物逐渐增多，较浓稠，遂来医院就诊。查体：尿道口红肿，挤压龟头可见黄脓性分泌物流出。分泌物涂片检查可见革兰阴性双球菌。诊断：淋病。

【案例2】患者，女婴，9个月，因父母经常加班，近10天来与女保姆同吃同睡。3天前其母不经意间发现女婴使用过的尿不湿上有大量黄色黏液，类似白带。查体：女婴阴道、尿道、会阴部红肿，有黄绿色脓性分泌物流出。实验室检查：女婴、女保姆的淋球菌培养为阳性，父母为阴性。诊断：淋病。

（一）发病原因

淋病是淋病奈瑟菌（简称淋球菌）引起的以泌尿生殖系统化脓性感染为主要表现的性传播疾病，也包括眼、咽、直肠感染和播散性淋球菌感染。淋病发病率居我国性传播疾病第二位，潜伏期短，传染性强，治疗不及时可导致多种并发症和后遗症。

淋球菌在外界抵抗力弱，对一般消毒剂敏感，但在不完全干燥的环境和脓液中则能保持传染性十余小时甚至数天。人类是淋球菌唯一的天然宿主，主要通过性接触而传染。淋球菌主要侵犯皮肤黏膜，如侵入男性前尿道或直肠、女性尿道及宫颈等处，在上皮细胞内大量繁殖，导致细胞崩解坏死，产生炎症，出现尿道口或宫颈口脓性分泌物。若不及时治疗，淋球菌可凭借其菌毛沿泌尿生殖道上行蔓延，累及周围器官，严重者可经血行播散引起淋菌性败血症。

淋病偶尔可因接触含淋球菌的分泌物或被污染的用具（如衣裤、被褥、毛巾、浴盆、坐便器等）而感染，幼女因尿道短且上皮细胞发育不完全，容易感染。新生儿经过患淋病母亲的产道出生时，眼部可被感染而引起新生儿淋菌性眼炎（新生儿出生时滴氧氟沙星眼药水等可起到一定预防作用）；妊娠期女性患者感染可累及羊膜腔，致胎儿感染。

（二）临床表现

淋病的潜伏期（从淋球菌侵入人体到出现临床症状的时间）相对较短，为2~10天，平均在感染后3~5天发病。潜伏期患者也具有传染性。

1. 男性淋病

主要表现为尿道口排出黏稠的黄色脓液，可伴有尿道口红肿及尿频、尿急、尿痛等尿路感染症状。尿道口脓液能自行流出，污染内裤，特别是清晨起床后分泌物的量较多。如未及时治疗，感染蔓延上行可引起多种合并症，包括淋菌性前列腺炎、淋菌性附睾炎、睾丸炎，尿道旁腺炎，尿道周围脓肿等。

2. **女性淋病**

症状相对较轻微，主要表现为外阴瘙痒，阴道有烧灼感，白带增多，阴道口有脓性分泌物排出。检查可见阴道口及阴道前庭窝充血、水肿，宫颈口充血、糜烂，可见脓性分泌物，宫颈棉拭子呈典型的黄色。病程中可伴有排尿困难、月经间期出血和月经过多。

女性淋病最常见的合并症是由淋球菌上行感染导致的急性输卵管炎和盆腔炎，多数患者表现为量较多的脓性或血性白带，有明显全身症状（畏寒、发热、双下腹痛等），部分可导致不孕、宫外孕、慢性骨盆疼痛等后果。淋菌性前庭大腺炎可表现为前庭大腺（位于阴道口两侧）红肿、疼痛，腺体开口处有脓性分泌物，可伴有全身症状和腹股沟淋巴结肿大。

3. **泌尿生殖器外淋病**

泌尿生殖器外淋病主要包括淋菌性咽炎、淋菌性直肠炎和淋菌性结膜炎。

淋菌性咽炎和直肠炎主要是由于在其他性交方式（口交、肛交）过程中，口咽或直肠与感染淋球菌的生殖器直接接触而感染。多数患者无明显症状，仅表现为咽痛、咽部灼热，查体可见咽黏膜充血，扁桃体红肿，咽壁有脓性分泌物附着。淋菌性直肠炎患者表现为肛门瘙痒、坠胀感，肛门口有黄色黏稠脓性分泌物排出。

淋球菌性结膜炎主要表现为眼结膜充血水肿，眼部有脓性分泌物，严重者可导致失明，分泌物涂片检查革兰阴性双球菌为阳性。新生儿发生此病主要是由于经产道出生时接触感染淋球菌的分泌物，多为双眼发病；成人发生此病主要是由于密切接触淋球菌污染的物品，多为单眼发病。

播散性淋病常发生于免疫力低下的妊娠和月经期妇女，淋球菌经血行播散感染至全身，可引起淋菌性脑膜炎、心内膜炎等严重并发症。主要表现为高热、关节疼痛、皮疹。皮疹常集中发生在四肢，初起为丘疹、瘀点和红斑，继而出现红斑基础上的水疱或脓疱，甚至出现出血性大疱，抽取疱液可查到淋球菌。关节疼痛多发生于肘、膝、腕关节，表现为局部肿胀、活动受限，关节腔有积液。

【**典型症状小结**】 尿道口流脓或宫颈口、阴道口有脓性分泌物，可伴有尿频、尿急、尿痛。男性急性淋病以尿道有脓性分泌物、排尿困难为主要症状；而女性多无症状或症状轻微，常见症状是阴道分泌物增多、尿痛、非经期出血、经血过多等。

（三）*治疗*

1. 治疗原则

治疗主要强调早期、足量、规范用药，性伴侣应同时治疗。同时伴有沙眼衣原体和支原体感染者，应加服抗衣原体和支原体的药物。

应选择正规的医疗机构，在医生指导下合理规范地服用药物，不可自行服药进行不科学的治疗，以免产生耐药性，影响后续治疗效果。

2. 治疗方案

淋菌性尿道炎、宫颈炎、直肠炎，淋菌性咽炎，妊娠期淋病可选择头孢曲松钠或大观霉素，一次性肌肉注射。

淋菌性眼炎可选择头孢曲松钠或大观霉素，肌肉注射连续7天。新生儿淋菌性眼炎按照体重选择合适剂量的药物，肌肉注射连续7天。

播散性淋病、淋菌性附睾炎、淋菌性盆腔炎选择头孢曲松钠或大观霉素，肌肉注射连续10天，盆腔炎可同时加服甲硝唑或多西环素。淋菌性脑膜炎疗程2周，心内膜炎疗程4周以上。同时感染衣原体或支原体者，在上述药物治疗的同时加用多西环素，连服7天以上。

注意妊娠期禁用氟喹诺酮类和四环素类药物。

3. 治愈标准

在治疗结束后2周内，无性接触史的情况下，符合如下标准为治愈：症状和体征全部消失；治疗结束后4~7天进行淋球菌涂片和培养，结果为阴性。确认治愈后，才可有正常的性生活。

【淋病、沙眼衣原体性尿道炎治疗后，还是常感尿道不适，有哪些原因？】

原因较为复杂，可能因素有：以往选用的药物不恰当、治疗不正规，造成淋球菌耐药；性伴侣未治疗，发生再次感染；治疗期间饮酒等妨碍治疗效果甚至促进复发；可能合并有较少见的病原体如滴虫、真菌、疱疹病毒等感染；伴发前列腺炎；精神过于紧张，每天反复检查尿道口，为性病恐惧症的病后恐惧；患者为过敏体质，对淋球菌成分过敏，虽然淋球菌已被杀死，但过敏反应引起的炎症还在持续；尿道炎造成的组织损伤还需较长时间才能恢复；等等。

根据既往的临床经验，此类患者一般已无传染性（除复发或再次感染外），且后果亦不严重，不必过于忧虑，只需配合医生的检查和治疗，保持乐观情绪，必要时进行适当药物调理，经过一段时间会痊愈。

（四）预防

（1）加强性病的宣传教育，避免多个性伴侣的高危性行为。

（2）提倡安全性行为，注意使用安全套。

（3）注意加强对患者的隔离管理，包括生活用品的煮沸消毒，浴盆、便器的消毒处理，防止交叉感染。

（4）要求患者性伴侣进行检查，一旦感染应及时治疗。

（5）建议对高危人群定期检查，以发现感染者，消除隐匿或早期传染源。

（6）严格执行对孕妇性病检查和新生儿预防性滴眼制度，防止新生儿患淋菌性眼炎。

（7）为避免药物过敏及耐药菌株的出现，不建议服用药物预防。

【什么是"非淋菌性尿道炎"？就是现在所说的"生殖道沙眼衣原体感染"吗？】

非淋菌性尿道炎是既往用过的病名，当时是指由淋球菌以外的其他病原体，主要是由沙眼衣原体引起的一种性传播疾病，在临床上有尿道炎的表现，但在分泌物中查不到淋球菌，细菌培养也无淋球菌生长。而最近几年，已将该病中的沙眼衣原体感染单独命名，即生殖道沙眼衣原体感染，而原名称不再沿用。

生殖道沙眼衣原体感染在欧美国家已超过淋病而跃居性传播疾病的首位，在我国也成为常见的性传播疾病之一。该病主要通过性接触传播，临床表现与淋病类似但程度较轻，发病缓慢，病情较为隐匿、迁延。常见症状为尿道刺痒、刺痛或烧灼感，少数有尿频、尿急，尿道分泌物呈白色或黄白色浆液性，量少，有些患者晨起时会发现有少量分泌物结成痂封住了尿道口（糊口现象）。

约50%~60%的淋病合并衣原体感染，在清除淋球菌后炎症仍然存在，称为淋病后尿道炎。在临床实践中，常对确定为淋球菌感染者，无论是否检查为沙眼衣原体感染，均常规给予抗淋球菌和沙眼衣原体两种病原体的治疗。

三、尖锐湿疣

【案例】 患者，男，30岁，未婚。3个月前无意中发现肛周出现散在米粒大小的皮疹，2~3枚，正常皮肤颜色，无瘙痒，无疼痛，不影响生活，并未重视。随后，肛周附近类似皮疹逐渐增多，融合成块，偶在便后擦拭时可有少量出血，大便性状无异常。追问病史，患者有肛门性交经历，且有2个以上性伴侣。查体：肛门口可见表面有由乳头样生长的丘疹融合而成的较大斑块，肤色，呈菜花样，肛门内部未见皮损，醋酸白试验阳性。诊断：肛周尖锐湿疣。

（一）发病原因

尖锐湿疣又称生殖器疣、性病疣、肛门生殖器疣，是由HPV感染生殖器、肛周等部位而引起的一种增生性疾病，表现为肛门、生殖器部位长出大小不等的菜花状赘生物，是全球范围内最常见的性传播疾病之一。

HPV有100多种亚型，引起尖锐湿疣的主要是HPV-6、HPV-11、HPV-16、HPV-18等型。HPV通过皮肤黏膜的微小糜烂面感染人体，易在人体皮肤温暖潮湿的条件下（生殖器和肛周最易发生）生存繁殖，在上皮细胞的表皮层复制生长，形成具有特征性的乳头瘤样皮损。

尖锐湿疣主要通过性接触传染，易在性关系混乱的人群中发生。少部分患者可因接触感染此病毒使用过的日常生活物品，如内衣、内裤、浴巾、澡盆、马桶圈等而发病，即间接接触传染。此病还可通过母婴传播，如分娩过程中通过产道传播而发生婴儿的喉乳头状瘤等。

大量流行病学资料显示，HPV感染（主要是高危型HPV，如HPV-16、HPV-18型感染）与生殖器癌，如宫颈癌、肛门生殖器癌等的发生有密切的关系。

（二）临床表现

本病好发于性活跃的青、中年人群，患者发病前多有不洁性接触史、配偶感染史或间接感染史。本病潜伏期长短不一，一般为2周~8个月，平均为3个月。外生殖器及肛门周围皮肤黏膜湿润处为好发部位，男性多见于冠状沟、包皮、龟头、系带、尿道口、阴茎、会阴，同性恋者多见于肛门及直肠内；女性多见于大小阴唇、阴道口、阴蒂、阴道、宫颈、会阴及肛周。少数患者可见于肛门、生殖器以外部位，如口腔、乳房、趾间、腋窝等。

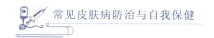

1. 典型尖锐湿疣

典型尖锐湿疣表现为一个或多个粉红色、灰白色或正常皮色外生性乳头瘤样病变，无蒂，表面光滑，可逐渐融合为鸡冠状或菜花状高起的赘生物，病变也可以逐渐蔓延到阴道、尿道、肛管。少数可呈乳头瘤样增殖的巨大型尖锐湿疣。多数无自觉症状，少数自觉有痒感、异物感、压迫感或疼痛感，常因皮损脆性增加而出血。女性可有白带增多的症状。

2. 亚临床感染及潜伏感染

HPV 亚临床感染及潜伏感染是尖锐湿疣复发的重要原因。HPV 亚临床感染指 HPV 感染后在临床上肉眼不能辨认，或者早期的散在、微小的疣体仅用常规检查难以辨别，但以醋酸白试验（用 5% 醋酸溶液涂抹或湿敷患处，3~5 分钟后病灶局部变白且边界清楚者为醋酸白试验阳性）、组织病理或核酸检测技术能够提示 HPV 感染。

HPV 潜伏感染是指局部皮肤黏膜外观正常且醋酸白试验阴性，只有通过分子生物学方法（病原核酸检测）才可检出 HPV 的存在。

【典型症状小结】 生殖器或肛周等潮湿部位出现直径 1 至几毫米的淡红色丘疹，逐渐增大成乳头状、菜花状或鸡冠状肉质赘生物，多无明显痛痒，醋酸白试验阳性。

（三）治疗

尖锐湿疣可能会带来局部组织毁损，容易复发，给患者造成相当大的心理负担。一旦发现可疑病灶，应及时到正规医疗机构就诊，早确诊、早治疗。目前的处理原则是尽早去除疣体，改善症状，尽可能消除疣体周围的亚临床感染及潜伏感染，减少复发。治疗方法主要包括破坏病灶、抗增殖和免疫调节。

尖锐湿疣的预后一般良好，虽然治疗后复发率较高，但通过正确处理最终可达临床治愈。判愈的标准为治疗后疣体消失。目前多数学者认为，治疗后 6 个月无复发者，则复发概率低。

1. 外用药物

局部的药物治疗包括 0.5% 鬼臼毒素（孕妇禁用）、50% 三氯醋酸、干扰素和咪喹莫特等，外涂药物时注意保护周围正常的皮肤和黏膜。

2. 物理治疗

可酌情选用液氮冷冻、二氧化碳激光、微波或电凝等，促进疣组织坏死脱落。对于发生在特殊部位，如尿道、尿道口的尖锐湿疣，传统的治疗方法容易引起瘢痕或组织粘连，可以采取光动力治疗方法。对于单发或巨大尖锐湿疣，可手术切除。

3. 免疫疗法

免疫疗法如用干扰素或白介素-2皮下或肌内注射等，不建议单独使用，可作为辅助治疗及预防复发的措施。

【尖锐湿疣反复复发怎么办？】

目前还没有一种理想的治疗方法可以有效解决尖锐湿疣反复复发的问题。当下尖锐湿疣的治疗方法主要是去除疣体及HPV感染组织，而非针对HPV的病原学治疗。尖锐湿疣感染后，有的HPV病毒潜伏下来，而皮肤表面却没有变化。这些病毒在适宜的条件下可以死灰复燃，形成新的赘生物。因此，尖锐湿疣治疗后部分患者容易复发。

在局部潮湿、有炎症及分泌物增多、妊娠、阴道炎、包皮过长、包皮龟头炎、合并其他性病如淋病等情况下，尖锐湿疣均有可能复发。在人体免疫力下降的时候，尖锐湿疣也容易复发。

在尖锐湿疣治疗过程中，采取一定措施可减少复发。在治疗前，首先做全面检查，治疗其他性病等可能引发复发的诱因。在治疗时，可应用醋酸白试验确定皮损范围，以便较彻底地进行治疗。在治疗后，可酌情使用一些抗生素或消炎药，促使创面尽快愈合，防止继发感染。同时注意保持局部干燥和清洁卫生。如有复发，再次进行治疗仍然有效，患者不必过于忧虑。

（四）预防

（1）避免不安全性行为。尖锐湿疣主要通过性接触传播，不发生婚外性行为、正确使用安全套是减少传播的主要方法。家庭中一人染病，就会通过性生活传染给配偶，还可通过密切生活接触传染给家人。

（2）防止接触传染。注意个人卫生，不使用别人的内衣裤、泳裤及浴盆；在旅馆、公共浴池等地方建议淋浴，不洗盆浴；沐浴后不直接坐在浴池的座椅上；在公共厕所尽量使用蹲式马桶；上厕所前后用肥皂洗手。

（3）提高免疫力。应加强体育锻炼，坚持适量的户外运动，增强体质，提高机体防御疾病的能力；养成良好生活习惯，保证充足的睡眠。

（4）接种HPV疫苗。HPV疫苗可有效预防特定型其他HPV感染，但不能用于治疗已发生的HPV感染和已存在的尖锐湿疣。女性可接种任意一种HPV疫苗（二价、四价、九价疫苗），而男性推荐接种四价或九价HPV疫苗，可间接降低女性HPV感染风险。

【尖锐湿疣患者应注意哪些事项?】

1. 早发现，早治疗，选择正规医疗机构就诊。

2. 避免多个性伴侣的高危性行为，有同性性行为的高危人群应采取相应的安全措施，正确使用安全套。

3. 患病期间保持良好的心态，积极配合医生进行治疗，避免过度焦虑、四处求医，因不规范的治疗贻误病情。

4. 患者应尽量保持良好的睡眠、健康的饮食，避免熬夜，避免吸烟、饮酒，加强体育锻炼，增强自身免疫力。

5. 性伴侣应及时到正规医疗机构进行详细检查，切断传染源。

6. 对患者贴身衣物及生活用品及时进行消毒，不要交叉使用，避免传染。

拓展阅读

令人害怕的 HPV，你敢不敢了解一下？

导读：尖锐湿疣？宫颈癌？临床工作中，到皮肤科咨询 HPV 的情况较多，甚至谈 HPV 色变，下面给大家简单科普一下。

扫码查看全文

四、生殖器疱疹

【案例】患者，男，26岁，3个月前阴茎部位出现一簇小水疱，局部伴有灼热感，自用金霉素软膏数日后皮损痊愈。近半个月来，经常熬夜，常感疲惫。2天前，阴茎部位感觉瘙痒、灼痛，再次出现水疱，遂来医院就诊。经询问，患者3个多月前曾有不洁性生活史。查体：阴茎部位可见一簇粟粒大小水疱，局部水疱破溃。实验室检查：单纯疱疹病毒2型（HSV-2）抗体阳性，梅毒血清学试验及艾滋病病毒（HIV）检查均为阴性。诊断：生殖器疱疹。

（一）发病原因

生殖器疱疹是由单纯疱疹病毒（HSV）感染泌尿生殖器及肛周皮肤黏膜而引起的一种慢性、复发性、难治愈的性传播疾病，近年来发病率不断上升。

单纯疱疹病毒有两个亚型：HSV-1 和 HSV-2。生殖器疱疹主要为 HSV-2 感染，约占 70%~90%。近年来口-生殖器行为导致 HSV-1 感染比例明显增加（10%~30%），主要表现为口唇或颜面疱疹。

主要传染源是生殖器疱疹患者和无症状病毒携带者，有皮损表现者传染性强。病毒存在于皮损渗液、精液、前列腺液、宫颈及阴道分泌物中，主要通过性接触传播，可引起原发、潜伏和复发性感染。在性活动中病毒经破损的皮肤或黏膜侵入表皮角质形成细胞并复制，引起原发感染。部分病毒经周围神经轴索传入骶神经节而长期潜伏，在人体抵抗力下降或某些诱发因素如免疫抑制、外伤、感染、月经、神经紧张、劳累等作用下，潜伏病毒被激活，沿受累神经根下行返回至受累部位的皮肤和黏膜引起复发。

（二）临床表现

生殖器疱疹好发于性活跃的青、中年人群，临床上分为原发性、复发性和亚临床型三种类型。临床表现轻重及复发频率受病毒亚型和机体免疫状态等因素影响。

1. 原发性生殖器疱疹

原发性生殖器疱疹即首次感染单纯疱疹病毒。潜伏期 2~14 天，平均 3~5 天。表现为外生殖器或肛门周围有集簇或散在的小水疱，2~4 天后破溃形成糜烂或溃疡，自觉疼痛，后结痂自愈。腹股沟淋巴结可肿大，有压痛。患者常有发热、头痛、乏力等全身症状。病程一般为 2~3 周，有自限性。

2. 复发性生殖器疱疹

复发性生殖器疱疹指原发性生殖器疱疹皮损消退后 1~4 个月内再次发作。复发性生殖器疱疹较原发性的皮损轻，病程短。大多患者起疹前 2~3 天局部有烧灼、刺痒的前驱症状，随后外生殖器或肛门周围出现簇集的小水疱，很快破溃形成糜烂或浅表溃疡，自觉症状轻微，病程 7~10 天。复发的频率与原发感染的严重程度和患者自身的免疫状态直接相关，大多数为每年复发 5~8 次。

3. 亚临床型生殖器疱疹

该型约 50% 以上的感染者缺乏典型临床表现，是生殖器疱疹的主要传染源。该型可无明显临床症状，或者不典型皮损可表现为生殖器部位的微小裂隙、溃疡等，易被忽略。此型为无症状排毒，随时间的推移，排毒频率下降。

生殖器疱疹可引起播散性单纯疱疹病毒感染、病毒性脑膜炎、盆腔炎等一系列并发症。妊娠期生殖器疱疹可造成胎儿宫内发育迟缓、流产、早产甚至死产，产道分娩也可引起胎儿感染。

【典型症状小结】 生殖器部位出现簇状分布的小水疱，粟粒大小，局部可发生破溃而形成浅表糜烂面，皮损处可伴有瘙痒和烧灼感，数周可自行痊愈，但易反复发作。

（三）治疗

主要采取抗病毒治疗。治疗目的主要是缓解症状，减轻疼痛，缩短病程及防止继发感染等。但目前的治疗方法尚不能达到彻底清除病毒、避免复发的效果。

1. 一般治疗

保持局部清洁、干燥，可每天用等渗生理盐水清洗，疼痛者可口服止痛药，并给予精神安慰。并发细菌感染者，可外用抗生素软膏。局部疼痛明显者，可外用5%盐酸利多卡因软膏或口服止痛药。皮损处可用阿昔洛韦乳膏、喷昔洛韦软膏等。

2. 抗病毒药物治疗

早期使用阿昔洛韦、泛昔洛韦和伐昔洛韦，可以减少病毒排出和疼痛的时间，缩短原发性和复发性生殖器疱疹的治愈时间。原发性生殖器疱疹须连续服药7~10天；复发性生殖器疱疹最好在前驱症状出现或损害出现24小时内开始治疗，连续服药5天。对于一年复发6次以上的频繁复发患者，建议长期服用（一般服用4个月到1年）以上抗病毒药物进行长期抑制治疗。对于原发感染严重或皮损广泛者，口服或静脉使用抗病毒药物直至皮损痊愈。

【如何减少生殖器疱疹反复复发？】

生殖器疱疹复发的影响因素较多。有的患者可能在日常生活中很注意饮食、休息、保暖等，也节制性生活，加强体育锻炼，但仍然频繁复发，承受了很大的身心痛苦。

在这种情况下，可采用长期抑制病毒治疗，即采用阿昔洛韦、泛昔洛韦、伐昔洛韦等药物，以较小的剂量持续用药，疗程为1年。治疗1年后，应在医生的指导下，视疾病复发频率、患者长期服药适应性等情况考虑是否停药。在服药期间，病情基本上不会复发，但停药后可能还会复发。此类药物的安全性很好，长期用药一般不会对身体产生明显不利影响，也不必担心病毒会产生耐药性，主要问题在于药物价格较昂贵，花费较大。随着时间的推移，生殖器疱疹的复发一般逐渐减少，患者不必终身服用抗病毒药物。

对有复发前驱症状的患者（复发前数小时至数天内在生殖器或肛门部位出现瘙痒、烧灼感、刺痛、隐痛、麻木感、会阴坠胀感等不适），可以在皮肤损害未出现前就开始服药，服药时间为1~3天，这样既可免受疾病复发之苦，又可节省费用。

（四）预防

预防的关键在于安全性行为，避免复发诱因。

（1）尽量避免非婚性行为、多性伴侣、无保护的高危性行为。在无症状排毒期，生殖器疱疹患者可以不知不觉地将此病传播给他人。

（2）生殖器疱疹患者应将病情告知性伴侣，使其配合患者进行防护，避免在复发前驱症状或皮损出现时发生性接触，或者尽量使用安全套，以降低传染给性伴侣的危险性。

（3）提倡安全套等屏障式避孕措施。要认识到，安全套虽然可降低生殖器疱疹传播的危险性，但如在皮损出现时性交，安全套只有在覆盖所有皮损时才能起到预防HSV传播的保护作用，否则即使使用安全套也可能发生HSV感染。

（4）妊娠期女性患者如在分娩前出现病情活动，应行剖宫产，以防止新生儿感染。

（5）健康教育。须对患者说明其复发和无症状排毒的可能性，以及育龄期患者有关胎儿和新生儿感染HSV的危险性，取得患者对治疗的积极配合，以减少疾病的继续传播。注意休息、避免饮酒、避免心理紧张或焦虑等不良情绪，通过避免复发诱因可减少复发。

【生殖器疱疹患者应注意哪些事项？】

1. 早期发现，尽早治疗，有效控制病毒复制，降低复发频率。在生殖器疱疹的治疗过程中，患者应该禁止性活动，必要时配偶也进行相关检查。

2. 在疱疹消退无症状期，进行性生活时必须全程使用安全套，但也并不能完全防止病毒传播。有活动性生殖器疱疹的患者，即有皮损时，应绝对禁止与任何人发生性关系。

3. 生殖器部位出现糜烂或溃疡时，应注意保持局部的清洁、干燥及疱壁的完整，避免局部搔抓，以免继发感染和加重损害。可每天应用等渗生理盐水进行清洗。

4. 出现疼痛者可口服止痛药，并给予精神安慰；疼痛明显者，可用5%利多卡因软膏外涂或口服止痛药。

5. 疲劳、酗酒、感染部位受强烈阳光照射、雨淋、寒冷等会引起人体免疫力低下，以及皮肤的摩擦、损害等情况均可造成疾病的复发，因此治疗后的患者应注意避免感冒、受凉、受累等诱发因素，减少复发。

6. 该疾病易反复发作，疼痛难忍，易引起焦虑、烦躁和恐惧，应耐心给予安慰，注意精神护理。

7. 养成良好的生活及卫生习惯，合理饮食，充足睡眠，避免吸烟、饮酒，避免熬夜和过度劳累，加强体育锻炼。内衣裤勤洗勤换，及时煮沸消毒，贴身衣物及毛巾等生活用品避免交叉使用。

8. 如果每年复发次数不大于6次，可仅在发作时口服和外用抗病毒药物；若每年发作次数大于6次，可到医院查免疫功能，同时可考虑每日口服抗病毒药。

中篇 特殊环境皮肤病

中篇 特殊环境皮肤病

第七章 野外丛林虫咬皮炎

到野外徒步、野营、钓鱼或到山区旅游的人们，或者常开展野外活动如部队侦察、地质勘探、测量测绘、运输建设、种植养殖等的职业人群，都可能面临野外丛林各种"虫子"叮咬的威胁，被有些小虫咬伤甚至可能会危及生命。

一、隐翅虫皮炎

（一）夜晚向灯光飞的"影子虫"

隐翅虫又称"影子虫"，因乍看像没有翅膀而得名，种类繁多。其中，有致病作用的毒隐翅虫（国内常见为黄足毒隐翅虫）是一种形似黑色蚂蚁的小甲虫，长约 0.6~1 厘米，头、胸、腹部为黑色与橘红色相间。毒隐翅虫常常栖息在潮湿草地、树林间、田圃中，昼伏夜出，白天藏在青草、石子、木头下面等阴暗处，晚上趋光性极强，向有灯火的地方飞，比如亮灯的帐篷等。每到夏秋季节，特别是雨后闷热的天气里，毒隐翅虫在野外非常活跃。

（二）"高抬贵手"莫拍打

毒隐翅虫如停留在皮肤上，并不会咬伤皮肤，但因体内含有强酸性毒素（pH 为 1~2），在其身体被破坏时毒素会溢出，故它被通俗地称为"飞行的硫酸"。

在夜晚灯光引诱下，毒隐翅虫通过开放的门窗快速进入室内，在灯下飞行，或在天花板、墙壁上、家具、衣物表面、人体上四处爬行。当跌落、停歇在人体皮肤上时，毒隐翅虫常因爬行引起异样感，被人用手在皮肤上有意无意拍打、压碎或搓揉，毒汁溢出，沾染皮肤和手（直接损伤），手再去触摸他处皮肤时，可导致多处皮肤受害（间接损伤），如停留在桌面被按碎，掉落床上被翻身压碎，或者隐藏在衣物、洗脸巾中，人使用这些物品时把虫体搓烂使毒液沾污在上面，毒液接触皮肤后导致刺激损伤。

隐翅虫皮炎在人接触毒素数小时至 2 天左右出现，患者常在早上起床时发现身体暴露部位有红斑。红斑形状往往有特征性，呈点状、条索状，分布不规则,这是因为用手拍打或抓挠后毒液产生"接吻性"损害,毒液沾到哪里,就"烧灼"到哪里。红斑引起瘙痒、灼痛和灼热感,轻者起水疱、化脓,严重的可导致头痛、头晕、发热、附近淋巴结肿大等,往往越抓挠越严重。

毒隐翅虫是典型的"人不犯我,我不犯人",所以当发现皮肤上有隐翅虫时,别直接拍死,正确处理方式是用嘴轻轻吹气将其赶走,或用软物(手指亦可)轻轻拨落后踩死。

(三) 预防和治疗

曾有网络谣传"隐翅虫身上毒液接触皮肤,就死定了"。其实一般无须过于紧张,虽然隐翅虫虫体被弄破后毒液触及人体皮肤,会引起红肿,当表皮破损时有可能发生溃烂,但只有过敏体质人群当中的极少数人可能因严重过敏未及时救治而有生命危险。

在预防方面,注意以下五点:一是要搞好环境卫生,消除周围的杂草、杂物,以杜绝隐翅虫的滋生;二是安装纱窗、蚊帐,防止毒虫进入;三是户外野营晚上开灯时一定要确保关好门(纱)窗,避免开灯睡觉;四是到野外游玩时,最好穿长衣、长裤;五是万一发现皮肤上有隐翅虫,赶走即可,不要在皮肤上捏死或拍死。

在治疗方面,如不小心被隐翅虫毒液沾染皮肤或已出现皮炎,应尽早用肥皂水(碱性)、苏打水清洗,或涂擦10%氨水,以中和酸性的毒液。清洗后外擦炉甘石洗剂,也可将蛇药片用水调匀外擦。如红肿、溃烂明显,可用硼酸或高锰酸钾溶液冷敷,待渗液减少后涂皮质类固醇软膏。皮疹广泛、症状严重者可口服抗组胺药如氯雷他定、西替利嗪等,也可配合口服钙剂、维生素C等。如有脓疱或继发感染,应同时控制感染。如有全身症状,则需要及时送医,以免延误病情。病程约1周,愈后可留下暂时性色素沉着,多数会随时间逐渐自行消退。

二、蜂螫伤

蜂螫伤是由蜜蜂、黄蜂(又名马蜂、胡蜂、马蜂)、大黄蜂、土蜂等蜂类的尾部螫针刺伤皮肤引起局部甚至系统中毒症状。雄蜂不伤人,因为没有毒腺及螫针,蜇人的都是雌蜂(工蜂)。雌蜂的腹部末端有一根硬刺(螫针),与其内脏毒腺相连,当螫针刺入人体时随即注入毒液,引起人体局部或全身反应。蜜蜂螫针有逆钩,在其蜇人后螫针常残留于伤处,有时致蜜蜂腹部内脏器官随之被拔出,蜂亦死亡;黄蜂的螫针细长且没有倒钩,刺人后容易缩回,还可继续伤人,且黄蜂螫伤往往较为严重。

(一) 蜂螫伤可致命

经蜂刺螫伤后,皮肤局部立即有明显的灼痛和瘙痒感。单蜂螫伤仅出现轻微局部反应,螫伤部位红肿,中央可见小黑点,多为刺螫处或毒刺存留部位,有疼痛、灼热感,甚至出现水疱、瘀斑、局部淋巴结肿大,一般无全身症状,多数于数小时至1~2天内自行消失。

若同时被群蜂螫伤,可引起大面积肿胀,并可出现头晕、头痛、发热、寒战、气喘、恶心、无力、血压下降等全身症状。

蜂类毒液可使部分螫伤者产生过敏反应(蜂毒液对普通人群的致敏率约为0.13%~3%)。例如,被大黄蜂螫伤可能致蜂毒过敏者发生荨麻疹、唇及眼睑肿胀、喉头水肿、呼吸困难、休克、昏迷、抽搐等。过敏反应是威胁患者生命的主要因素,是蜂螫伤致早期死亡的主要原因。

(二) 现场处理要点

如被蜜蜂螫伤有刺残留者,切勿用手去挤压伤口的刺,应先用小针挑拨、镊子拔取或胶布粘贴法取出蜂刺,再用弱碱性溶液(如浓肥皂水、小苏打水或氨水等)或食盐水洗敷伤口,必要时冰敷减轻红肿疼痛。

如被黄蜂(野外碰到的经常是黄蜂)螫伤,则应该用弱酸性溶液(如食醋、稀盐酸等)涂抹伤口,以中和毒素、减轻疼痛。不能用碘酒或红药水涂抹,这样只会加重肿痛。

蜂螫伤的伤口如在四肢,可用绳子在伤口上方绑紧,暂时阻止毒液随血液循环而被吸收,然后再用手或其他器具(如火罐)将毒液从伤口挤出,等流出部分血水后,松开绳子,再用前述的弱碱性溶液(蜜蜂螫伤)或弱酸性溶液(黄蜂螫伤)清洗。也可局部用季德胜蛇药片加水少许研成糊状外敷,或用风油精、万金油、清凉油涂抹。野外可就地取材用鲜马齿苋、夏枯草、鲜蒲公英、野菊花、紫花地丁等任一种捣烂(简易条件下入口嚼碎成糊)外敷。可用冷毛巾湿敷,但不可挤压以免毒素扩散。用上述方法做紧急处理后,送医治疗。

如果发现被螫伤者呼吸困难,呼吸声音变粗,带有喘息声,或自述有头晕、胸闷、手足麻木等全身性症状,患者本人及同伴不要有任何犹豫,必须立即紧急送医急救。不要尝试所谓的偏方、秘方,以免拖延病情,耽误抢救时间,要尽快送到就近的有急救能力的正规医院处理。在去医院的途中,可在伤口近心端用纱布扎紧,需每15分钟放松1次,结扎时间不宜超过2小时。特别要注意保持呼吸畅通,因为喉头水肿压迫气管可迅速危及生命。

（三）治疗

症状轻者可对症治疗，给予抗组胺药或10%葡萄糖酸钙静脉注射，口服季德胜蛇药片，剧痛者给予止痛、伤口周围封闭治疗等；有过敏反应者，迅速应用抗组胺药联合皮质激素治疗；对被群蜂蜇伤或伤口感染者，加用抗菌药物。当为严重蜂蜇伤或有全身症状时，须住院治疗，应急查尿常规以早期发现急性肾功能衰竭等。如被群蜂蜇伤，须警惕过敏性休克、急性肾功能衰竭、急性重度溶血、多器官功能衰竭的发生，应早期监测，及时给予相应急救治疗。

（四）预防

（1）首先要尽量离草丛和灌木丛远些，因为黄蜂喜欢在花草较多、阴凉潮湿的地方筑巢。如遇蜂巢最好绕行，注意不要惊扰黄蜂。不能在有蜂巢的树下休息。

（2）野外活动时最好穿长袖上衣、长裤，戴帽子。不宜穿太过艳丽的衣服，服饰避免红、黄、橙等接近花蕊的颜色，不宜戴头花。

（3）户外出行不宜化妆或饮酒。化妆品内含的化学合成物质和气味往往模仿天然花香，容易招蜂。在野外丛林时，应当不抹香水、发胶和其他芳香的化妆品。野外出行前也不宜饮酒，因为饮酒的人易受到黄蜂攻击。

（4）携带的甜食和含糖饮料要密封好，且不宜在宿营地的空旷地方摆放，以免造成附近黄蜂集结。

（5）野外活动时如遇见单飞的黄蜂在周围盘旋，表示已接近它的警戒范围，请勿挥赶或骚扰它，也不要近距离观察黄蜂，而是要尽快离开，以免它发出讯息招来群蜂攻击。

（6）蜂蜇伤的原因中绝大多数是主动攻击蜂巢时遭到报复，零星几只蜂在身边飞舞时不必理会；蜂停落在头上、肩上时，轻轻抖落即可，不要拍打。蜂在飞行时亦不要追捕，以防激怒蜂而被蜇。

（7）如不小心触动有蜂巢的树枝、灌木，引起蜂群骚动，应尽快用衣物包裹头、颈、四肢等暴露部位（如用随身携带的草帽遮挡颜面和头颈），可就地蹲伏不动、屏息敛气，不要拔腿狂奔，更不要反复扑打，耐心静候10~20分钟，等蜂群活动恢复正常之后，再慢慢退却，以躲过"劫难"。

（8）每年9—10月是黄蜂繁殖、迁居的季节，其性情会变得凶狠和狂躁，对惊扰异常敏感，容易蜇人。此时段野外活动时更应仔细观察周边环境，避免惊扰蜂巢。在活动区附近发现黄蜂巢穴时，如果没有完善防护装备、未提前计划撤退路线,切勿自行摘巢,不要采取任何类似于将棍子戳入蜂巢的措施,不建议用肥皂水喷射、击碎蜂巢等激怒黄蜂的行为。如必须在黄蜂分布密集区野外作业,除了穿长袖上衣、长裤外,还要戴面罩及手套,以免遭蜂蜇伤。

(9)野外作业人员应随身携带急救药品(如蛇药、抗过敏药等),并注意搞好宿营地环境卫生,清除周围杂草。

(10)在野外被蜂蜇伤时,不可挤压、抓挠伤口,以免毒液扩散和皮肤感染。应予以重视,现场处理后应立即就医,特别是被群蜂蜇伤时必须争分夺秒送医,否则可能导致严重的后果。

三、蜱螫伤

蜱,又名蜱虫、壁虱、草别子、牛虱、狗豆子、牛鳖子等,分为硬蜱(背面有盾板样硬壳质)和软蜱两大类,平时蛰伏在浅山丘陵的草丛、灌木丛或树林中(如常躲在茶叶背后),或寄宿于牲畜等动物皮毛间。蜱为人、家畜及野生动物的体外寄生虫,幼虫、若虫、成虫均能吸血。不吸血时,小的干瘪如绿豆般大小,也有极细如米粒的;吸饱血液后,饱满如黄豆般大小,大的可达指甲盖大。

(一)蜱螫伤、蜱瘫痪和蜱咬热

蜱螫伤是由硬蜱或软蜱的口器刺入皮肤引起的病变。蜱的嗅觉敏感,能在几米之外嗅到宿主的气味,爬到1米高的树的树叶或草尖上等候觅食,当人或动物经过时,突然跳到其身上,伺机吸血。硬蜱多在白天叮咬,且吸血时间长,一般需要数天,一次可吸相当于自己体重6倍的血;而软蜱多在夜间吸血,叮刺吸血时间短,由1~2分钟至1小时左右。蜱吸血时口器(有倒刺)可牢牢地固定在宿主的皮肤上,受惊吓也不离去;且越刺激蜱,它就越往宿主体内深部钻,并吐出更多的唾液。若强行拔除,易将蜱虫口器(俗称"假头")断折于皮肤内。

蜱在叮刺吸血的同时分泌一种麻醉剂,因此宿主多无痛感,但由于螯肢、口下板同时刺入皮肤,可造成叮咬后局部出现不同程度的炎症反应。轻者局部仅有红斑,中央有一虫咬的瘀点或瘀斑;重者瘀点周围有明显的水肿性红斑或丘疹、水疱,自觉瘙痒或疼痛,时间稍久可出现坚硬的结节,抓破后形成溃疡,结节可持续数月甚至数年不愈。头皮上被蜇处可出现暂时性脱发。

有些硬蜱在叮刺吸血的过程中经唾液分泌的神经毒素可导致宿主肌肉

麻痹，甚至有可能导致宿主呼吸衰竭而死亡，称为"蜱瘫痪"，特别多见于儿童。如能及时发现，将蜱除去，蜱瘫痪可迅速逆转，因此一般只需采取对症治疗。

部分蜱类可引起蜱咬热。在蜱吸血后数日，患者出现发热、畏寒、头痛、肌肉酸痛、腹痛、恶心、呕吐、精神萎靡等症状。

蜱还是重要的媒介生物（蜱叮咬携带病原的已感染动物后，再叮咬人时，病原可随之进入人体引起发病），可传播包括新疆出血热、森林脑炎、人嗜粒细胞无形体病、鼠疫、布鲁氏菌病等在内的多种传染病。

（二）如何预防蜱螫伤

应尽量避免在蜱滋生的环境如野草、灌木中坐卧停留。进入林区或野外活动时，还应做好个人防护：皮肤表面涂擦驱虫药膏；穿长袖上衣、长裤，将袖口、领口和裤脚等处扎紧；注意不要穿凉鞋，扎紧裤腿或把裤腿塞进袜子或鞋子里；在颈部系上毛巾；在林中穿行时应戴帽子，以免蜱叮咬头部。返回时应相互检查，勿将蜱虫带回居住地，检查的重点部位为头皮、腰、腋窝、腹股沟及脚踝下方等部位，野外归来后应洗澡更衣。此外，营区住房要通风干燥，填抹墙缝，堵封洞穴，如附近有畜棚禽舍，要打扫干净或用药物喷洒，以消灭蜱的滋生场所。

（三）让蜱"全身而退"

当发现蜱停留在皮肤上时，千万别用力撕拉，以防蜱的口器断于皮肤内或撕伤皮肤组织。可先用乙醇、碘酒、氯仿、乙醚、松节油等涂在蜱的头部，将其麻醉后用镊子慢慢取下或待蜱自然从皮肤上脱落；也可用凡士林油、石蜡油、煤油包围、淹没蜱，使其窒息、憋死后再轻轻取出完整的含虫头的蜱；也可就地取材，用点燃的香烟或者蚊香熏烫蜱虫，一般蜱受热后会慢慢退出皮肤，如果10分钟后还没有完全退出来，可以用注射器轻挑帮其抬头，让它"全身而退"，然后再"赐它一个鞋底"！如对正确除蜱没有把握，尽量去医院进行处理，在叮咬处消毒后进行局部麻醉，然后用镊子将蜱连同它口器里的倒刺一起拔除。

去除蜱后对伤口要进行消毒处理、对症处理。如蜱的口器断于皮肤内，需手术切开取出。出现全身中毒症状时可给予抗组胺药和皮质激素，如创面有继发感染，要进行抗感染治疗。发现蜱咬热及蜱麻痹时除支持疗法外，还应进行相应的对症处理，及时抢救。

四、毛虫皮炎

毛虫皮炎是指毛虫的毒毛或毒刺刺伤皮肤后，由其毒液引起的瘙痒性、炎症性皮肤病。毛虫的种类很多，常见的有：寄生于桑树和果树的桑毛虫，是桑毒蛾的幼虫，约有200万~300万根毒毛；寄生于松树的松毛虫，是松蛾的幼虫，约有1万多根毒毛，有倒刺状小棘，末端尖锐，刺入人体后不易拔出；寄生于树林、草地的刺毛虫，是刺蛾的幼虫。

（一）毒毛随风飘

毛虫的毒毛极易脱落，随风飘到人体上或晾晒的衣物上。当毒毛接触并刺伤皮肤时，毛虫便释放出毒液，引起刺激性皮炎；皮肤接触被毒毛或毒液污染的用品、草木时，也可发生皮炎。根据毒毛来源，毛虫皮炎可分为桑毛虫皮炎、松毛虫皮炎和刺毛虫皮炎。

本病好发于夏秋季（6—9月），干燥、大风季节易流行。户外活动者尤其是野外露营者、树荫下纳凉者或树下玩耍儿童、森林作业者、驻训官兵等易患病。好发部位为颈、肩、上胸和四肢屈侧，表现为接触毒毛数分钟至数小时后，首先在接触部位出现剧痒，继而出现绿豆至黄豆大小水肿性红斑、斑丘疹、丘疱疹或风团样损害，皮损中央有时可见一针尖大小、深红色或黑色刺痕，皮损可有数个至数百个不等，常成批出现。晚间瘙痒更为严重。除剧痒外，还可出现恶心、呕吐及骨关节炎。

病程1周左右，如反复接触毒毛或经常搔抓，则可使病程延长为2~3周。若毒毛进入眼内或附着于眼睑因揉搓而进入眼内，则可引起急性结膜炎、角膜炎，如不及时处理，甚至可导致失明。

（二）防治有技巧

预防措施主要有三点：一是清除野外宿营地周围的杂草、杂物，采用药物喷洒或生物防治消灭毛虫及其成蛾；二是如在有毛虫的野外环境作业，不要位于下风向，应穿长袖上衣、长裤并扎好袖口和裤腿，必要时应戴帽子、口罩和风镜；三是在流行区时，不要在大树下乘凉、晾衣服、晒被子，不在地面上直接铺垫睡觉，如遇大风应关闭门窗，防止毒毛飞入。

治疗原则是尽可能去除毒毛，止痒、消炎，防止继发感染。可用透明胶带或氧化锌橡皮膏反复粘贴皮损部位以粘除毒毛。如皮肤上掉落毛虫，避免用手去动它，而是吹跑它或者用镊子等工具轻轻把它夹走。接触毛虫及污染物后，立即用肥皂、草木灰等碱性水擦洗。局部外用止痒、保护性药物，如薄荷炉甘石洗剂及糖皮质激素霜等。皮损广泛、瘙痒严重者可服抗组胺药，全身症状明显者可口服糖皮质激素。松毛虫所致骨关节炎治疗以抗炎镇痛、防止关节残废为主。

五、水蛭咬伤

(一) 贪婪的"吸血者"

水蛭又称蚂蟥，一般栖于浅水中，常在稻田、水塘、浅沟中快速运动。在亚热带的丛林地带，还有一种旱蚂蟥常成群栖于树枝和草上。水蛭攻击人时，以吸盘吸附于暴露在外的人体皮肤上，再用口内细小的锯齿样牙齿刺破皮肤吸食血液，其唾液中含有抗凝血作用的水蛭素，使伤口流血较多。

水蛭"饱餐一顿"可吸入相当于自身体重10倍的血液，曾经在医学上被用来从人体内吸出"毒液"或"污血"，以致有"水蛭活体疗法"等。

水蛭咬伤多见于小腿、足背及浸水部位，多在水中劳动、作业或游泳时发生。初咬时一般不觉疼痛或仅瘙痒明显，直到水蛭吸血后离去或取掉水蛭时才感到疼痛，局部皮肤出现丘疹、红斑或风团，中心有瘀点（近似于三角形的伤口）。较小的水蛭有时可钻入阴道，引起阴道流血，亦可侵入尿道，引起尿痛或血尿。在池塘、小溪、山泉等野外水体洗脸、游泳或饮生水时，水蛭还可钻入鼻腔，长期吸附在鼻腔黏膜内，引起间歇性鼻塞、鼻出血、鼻痛、流涕及鼻内蠕动感。

(二) 简单步骤防水蛭

加强卫生宣传教育，尽量不在池塘等野外不洁水体中洗脸、游泳或饮生水；浅水作业时可穿长筒靴，或赤足涉水前在皮肤上涂抹防蚊油、烟油，或穿桐油长袜，有预防水蛭咬伤的功效；野外宿营应尽可能选择在比较干燥、草不多的地方，不要在湖边、河边或溪边。

在亚热带丛林中作业或旅游时，穿长袖上衣、长裤并扎紧领口、袖口，将袜筒套在裤腿外面，以防旱蚂蟥爬入叮咬。不要倚靠在雨林里的树枝上。如需要停下来休息，宜找一个阳光直射的地方，水蛭一般不存在于干热的地方。丛林中步行时还应经常注意查看有无旱蚂蟥爬到脚上。在鞋面上涂些肥皂、防蚊油，可以防止旱蚂蟥上爬，涂一次的有效时间为4~8小时。

(三) 水蛭叮咬别强拉

水蛭吸附在皮肤上时，如用力撕下，则吸盘可能断在伤口内引起流血不止。应该采取下述办法取出水蛭：用手掌或鞋底等物体连续轻拍虫体，它会自行退出脱落；或用白酒、食盐或醋涂抹于虫体及吸附处，几分钟后水蛭会松开吸盘脱落。

若不慎被水蛭侵入阴道、鼻腔、尿道，不要惊慌，也不要用手强行拉出水蛭，可在该处局部涂抹蜂蜜或香油，诱使其自动退出而后去除；也可用棉球浸润0.1%肾上腺素加2%普鲁卡因塞入阴道或鼻腔，麻醉水蛭，然后取出；或用浓盐水局部灌注，使水蛭脱水失去活力后取出。

　　在被水蛭咬伤的皮肤上，轻者用清凉油、风油精、玉树油外搽；重者用季德胜蛇药片、六神丸等调成糊状外搽，并要防止继发感染。

第八章　高原环境皮肤病

我国青藏高原、云贵高原、内蒙古高原等地的自然环境较恶劣，表现出低氧、干燥、多风、寒冷、紫外线照射强烈、昼夜温差较大的特点。在上述高原地区旅游、野外作业及参加部队驻训演练的人员，受特殊自然环境的影响，可能会出现一系列身体上的应激反应。皮肤作为保护身体的第一道防线，首当其冲地面临高原环境的各种严峻考验，由此引发皮肤的真皮或表皮组织改变或病变，称为高原皮肤病，常见的有以下几种类型。

一、日光性皮炎

日光性皮炎也称日晒伤、晒斑、日光红斑，是在强烈日光照射后皮肤表面发生的急性损伤性反应，以被晒处发生红斑、水肿甚至水疱为特征。

（一）典型症状

春夏季多见，妇女、儿童、浅肤色人群以及经常从事户外工作或活动者多见，高原活动、滑雪及海训时多见。

表现为日晒后暴露部位发红，数小时后变成鲜红色的弥漫性红斑，有瘙痒、烧灼的感觉。轻者仅有局部发热而不出现红斑；皮损严重者可出现水肿、水疱，与衣被接触时常灼热疼痛，难以忍受，水疱可破裂结痂；皮损广泛时可有恶心、寒战、发热等全身症状。轻者2~3天内痊愈，红斑渐淡和消退，脱屑，留有不同程度的暂时性色素沉着；严重者1周左右才能恢复。

（二）影响因素

日光性皮炎由皮肤接受超过耐受量的紫外线引起，与下列因素相关：日光过强、暴露时间长；个体皮肤易晒伤，如白、嫩、薄的皮肤；正在服用某些易引起光毒性的药物，虽是常规照射量但机体本身敏感性升高，如喹诺酮类抗生素（氧氟沙星、诺氟沙星等）、磺胺类抗生素、四环素类抗生素、布洛芬（感冒退烧药）、口服避孕药，部分抗肿瘤药、抗抑郁药、抗真菌药，以及部分中药包括沙参、白芷、白鲜皮、仙鹤草、前胡、防风、荆芥等。

（三）预防和治疗

预防日光性皮炎宜重点掌握以下几点：一是户外活动时尽量避开强光，防止强光曝晒，并减少日光直射的时间，例如在上午 10 时到下午 2 时日光照射最强时尽量避免户外活动或减少活动时间。二是外出时注意防护，如撑伞、戴宽檐帽、穿长袖上衣、长裤。三是户外活动时，建议在暴露部位应用 SPF 15 以上的防晒霜，严重光敏者须用 SPF 30 以上的高效防晒霜。

与此同时，也要通过逐渐增加室外活动或锻炼时间的方式，主动增强皮肤对日晒的耐受能力，如通过短时间日光浴提高耐受性，要避免暴晒。

治疗以局部外用药物为主，以消炎、安抚、止疼为原则。一般可外用炉甘石洗剂和糖皮质激素霜剂，严重者可用冰牛奶或 3% 硼酸水湿敷。有全身症状者可口服抗组胺药物、维生素 C、非甾体抗炎药，严重者用糖皮质激素。

【日光性皮炎食疗方法】

夏天多吃绿豆、西红柿，对日光性皮炎有较好的预防作用；多吃富含维生素的食物如肝脏、胡萝卜、蛋黄等，有助于防止日光性皮炎的复发。

而易患日光性皮炎者，慎吃食后易增加对紫外线敏感性的食物，如菠萝、芒果、菠菜、芹菜、灰菜、紫云英、雪菜、莴苣、茴香、苋菜、荠菜、萝卜叶、荞麦、香菜、红花草、油菜、芥菜、无花果、柑橘、柠檬及田螺、泥螺类等。

二、手足皲裂

手足皲裂是指各种原因引起的手足部皮肤干裂，是秋冬季节的常见皮肤病，家庭主妇及高原地区劳动者更易发生。

（一）主要表现

由于秋冬皮肤干燥，加上多种因素如摩擦、外伤、酸、碱、某些皮肤病等影响，皮肤角质层变硬、变脆，局部皮肤受牵拉并超过正常延伸限度时即可发生皲裂，多累及掌跖或经常受摩擦、牵拉的部位，皮损多沿皮纹方向发生。

手足皲裂根据裂隙深浅程度可分为三度：一度仅达表皮，皮肤干燥、粗糙，可见沿皮肤纹理方向分布的表浅裂纹，无痛无痒，一般称为"发裂"；二度为沿皮肤纹理方向的表浅裂缝已到达真皮组织，有轻度疼痛感，但不出血；三度沿皮肤纹理出现较长、较深的裂口，可达皮下，疼痛感更为明显，常伴有出血或感染，多影响行动或工作。

（二）预防

1. 天冷要防寒

寒冷干燥是手足皲裂的主要原因，防寒保暖对预防手足皲裂十分重要。在严寒的冬季，要特别注意手部的保暖，做到常戴手套。对于足部皲裂的患者来讲，做好足部保暖也很重要，如穿棉鞋，还要注意防潮，常晾晒鞋袜或酌情使用干鞋器。在天气较暖时，可适当做些户外活动，经常摩擦手部皮肤、活动手足部关节，促进血液循环，增强耐寒能力，应特别注意手和足部的防寒保暖，以免因发生冻疮而加剧手足皲裂。

2. 劳作戴手套

尽量减少局部摩擦和碰伤，在容易引起职业性手足皲裂的环境中工作时，更应加强劳动保护，减少患病的可能性。化学刺激是手足皲裂的诱因之一，要尽量避免。例如，清洁洗涤剂的化学成分多、碱性强，对手部皮肤伤害大；或者由于常接触水，双手在水中长期浸泡下角质容易丢失油脂，干燥后发生皲裂。而乳胶手套是隔绝化学物质侵袭、保护双手肌肤的简单工具，可以避免洗涤剂与双手皮肤直接接触。对于户外工作者，尤其是接触油漆等化学物质的户外工作者来讲，工作时也需要戴上手套，不要直接接触刺激皮肤的物品，更不要用汽油、煤油清洗手上的油垢，以免伤害皮肤的角质层，使双手出现干裂。

3. 洗手要讲究

冬季洗手、足时，要避免用太多碱性强的肥皂及其他洗涤剂，可用中性肥皂替代碱性强的肥皂，或者选用无刺激性的中性洗手液，最好含有维生素 B_5、维生素 E、芦荟等滋润型护肤成分。洗完手后，立即用干净柔软的毛巾把手擦干，再抹护手霜或其他护肤油脂保持滋润。忌频繁洗手，过度洗涤会将皮肤表面正常分泌的油脂彻底洗去，造成皮肤干燥、开裂。洗手时尽量用温水，但不能用热水去烫皲裂部分，否则不但不利于裂口的愈合，反而会使病情加重。

4. 护理要科学

天刚冷时可每日用温水浸泡手、足，洗浴后擦干，再外涂有滋润作用的油脂、护手霜或润肤乳来保护皮肤。睡觉前亦可用温热水（避免过烫）浸泡手、足10分钟，擦干后可自行去死皮和硬茧；然后再进行10分钟的按摩，加速血液循环，促进皮脂腺分泌。避免肌肤干燥很重要，平时也可多涂抹润肤乳来保持皮肤水分。

5. 饮食要合理

维生素 A 有促使上皮生长、保护皮肤、防止皲裂的作用，在饮食上可多吃含有维生素 A 的食物，如绿叶蔬菜、胡萝卜、豆类、鱼类、肝脏、牛奶等，对防治手足皲裂有效。冬季还应适当多吃脂肪类、糖类食物，这样可使皮脂腺分泌量增加，减轻皮肤干燥及皲裂。多饮水，保持皮肤的水分和弹性。病程较长或年老患者还应该增加营养，适当多吃猪蹄、猪肝、猪皮、芦荟、羊肉、阿胶、鱼肝油丸之类的食品。

（三）治疗

对手足皲裂应防治结合，防重于治，否则皲裂一旦形成，治愈就需较长时间。治疗上可外涂 10%～20% 尿素软膏、水杨酸或维 A 酸软膏；严重者先用热水浸泡患处，再用刀片将增厚的角质层削薄，然后用药。可口服维生素 A、维生素 E 或谷维素片辅助治疗。如合并湿疹、手足癣、鱼鳞病等易致皲裂的皮肤病，应积极同时治疗。

三、高原红

高原红，即高原性面部毛细血管扩张性红斑，是高原地区常见的一种皮肤病，可分为单纯性红斑型、单纯性毛细血管扩张型和红斑与毛细血管扩张混合型三种类型。表现为面部出现片状或团块状的对称性红色斑块，或脸颊处布满红血丝，在冬季寒冷时会加重，红斑呈暗紫红色，而皮损较为单纯，且不破溃。长期在高原居住、训练、作业的人员容易发生此病，尤其以妇女和儿童更为多见。

高原红的发生原因有以下三种：一是高原日光、紫外线较为强烈，从而造成面部皮肤角质层长期损伤、变薄；二是空气稀薄，氧气含量低，细胞缺氧，红细胞数量相对增加，面部毛细血管扩张；三是寒冷天气导致面部皮下毛细血管内血液循环较慢，逐渐形成毛细血管内淤血，陈旧性淤血透过因损伤而变薄的角质层反映在面部，就会呈现出片状、网状、条索状的面部红斑或血丝。

日常防护高原红需要注意：

（1）防晒：高原红日常防护中最为重要的就是防晒。高原紫外线强烈，皮肤容易被晒伤，适量涂抹具有一定防晒指数的防晒霜，可以给皮肤一定的保护，减少强烈紫外线对面部皮肤角质层的伤害。

（2）保湿：对高原红的防护还要时刻保持皮肤的水分充足，避免皮肤干燥开裂，可适当涂抹些性质温和的乳液或霜类护肤品，但要避免使用含有激素类、重金属类、化学剥脱类或乙醇等成分的护肤品。

（3）保暖：平时出门尽量对皮肤进行适当的遮盖，如戴口罩等，不要让面部皮肤直接暴露在恶劣寒冷的环境中。不要长时间暴露在过冷或过热的极端环境中，避免红血丝加重。应使用温水洗脸，不宜用冷水、热水冲洗面部或蒸桑拿等。

（4）保养：平时注意多喝水；多吃富含维生素C的水果、蔬菜；日常洗脸时要用性质温和的洗面奶，尽量不要用去死皮或去除角质的产品，也尽量不要使用美白淡斑的化妆品，这类产品含有的成分可能会刺激皮肤，加重高原红症状。如不能及时脱离高原环境，对高原红进行治疗时，应慎用可能造成皮肤角质层损伤的方法如激光等，以免病情反复。

拓展阅读

远看像腮红，近看却是红血丝的尴尬如何化解？

导读：红血丝——简简单单的三个字，却让不少人深受困扰，除了影响美观，有红血丝的皮肤多半容易敏感，后续护肤品的选择就得慎重，不然，一个不小心就"烂脸"。比起红血丝这个肌肤顽疾，痘痘、色斑、细纹似乎都不值一提。那么红血丝到底是怎么来的呢？又应该如何化解？

扫码查看全文

中篇　特殊环境皮肤病

第九章　高热、寒冷环境皮肤病

一、痱子

痱子，也称汗疹、粟粒疹，为炎热环境下常见的丘疹、水疱性皮肤病。高温闷热环境下，出汗多而蒸发少，导致汗孔阻塞，汗液滞留于皮内，压力增大、汗管破裂、汗液外渗到周围组织引起炎症反应，于汗孔处出现皮疹即为痱子。此外，如皮肤表面的细菌大量繁殖，产生的毒素也会加重炎症反应。

（一）主要表现

红色痱子称红痱，较常见，好发于腋窝、肘窝、额、颈、躯干、女性乳房下等处。皮损常对称、成批出现，为针头大小，密集排列，周围有红晕，自感轻微烧灼及刺痒感，皮损消退后有轻度脱屑。

白色痱子称白痱，皮损为针尖大小的透明水疱，壁薄易破，疱液清，无红晕，常成批出现，多于1~2天内吸收，有轻度脱屑，好发于颈、躯干处，自觉症状轻微，常见于高热、体质虚弱、长期卧床、大量出汗的患者。

脓痱由红痱发展而来，皮疹顶端有针头大小浅在性脓疱。

深在性痱子又称脓疱性粟粒痱，为密集的、与汗孔一致的丘疱疹，出汗时皮疹增大，常见于热带、反复发生红痱的患者。

（二）治疗

外用药物治疗以清凉、收敛、止痒为原则，可外用薄荷炉甘石洗剂和痱子粉，脓痱者可用2%鱼石脂炉甘石洗剂、黄连扑粉。瘙痒明显时可口服抗组胺药，脓痱感染严重时可口服抗生素，也可服用清热、解毒、利湿的中药（如金银花等）。

（三）预防

(1) 保持室内通风、凉爽，以减少出汗和利于汗液蒸发。
(2) 出汗时用温水擦洗，不宜运动后立即用凉水冲洗。
(3) 衣着宽松透气，便于汗液蒸发，减少衣服摩擦对皮肤的刺激。
(4) 及时更换汗湿衣服，勤换内衣裤。

（5）经常保持皮肤清洁干燥，常用干毛巾擦汗，浴后及时擦干，可少量涂搽痱子水，但不宜过量使用爽身粉。

（6）夏季多喝绿豆汤、金银花露等防暑降温饮品，痱子严重者建议避免饮酒和进食辛辣食物。

（7）痱子发生后，避免搔抓，防止继发感染。

二、阴囊湿疹

阴囊湿疹或阴囊皮炎俗称"烂裆"，中医又称"绣球风""肾囊风"。在对越自卫还击战中，该病曾为我军驻守老山前线的战士最苦涩的痛，犹如慢性阉割一般，以致出现了集体晒"蛋"和光屁股打仗的场景。

（一）直接诱因

阴囊湿疹常见于高温酷暑恶劣环境中的户外作业人群（如田间劳动、野外驻训、抗洪抢险等），以及爱运动又没空洗澡的男士等。男性阴囊位置隐蔽，皮肤软薄、娇嫩，局部长期不通风、湿度大，且与多菌的肛门区邻近，又处于间擦部位，劳动、作训时易摩擦，如再加上高温高湿恶劣环境中可能存在的自主神经功能紊乱、维生素缺乏，阴囊皮肤受汗液浸渍时易引发此病。

（二）主要表现

阴囊湿疹所致皮疹呈多形性改变，一般局限于阴囊皮肤，有时延至肛门周围，少数可延至阴茎。皮疹常为片状或弥漫性，无明显边界，可出现丘疹、水疱，群集或密集成片。水疱（继发感染时为脓疱）常因瘙痒抓挠破裂，形成糜烂、渗液，最后逐渐结痂、脱落。如长期不愈、反复发作，加上不断搔抓或热水烫洗，可使阴囊皮肤干燥肥厚，皱纹变深，呈核桃皮状或象皮肿样改变，常有薄薄的痂皮和鳞屑。阴囊湿疹常常瘙痒剧烈，重者难以忍受，呈间歇性或阵发性发作，常于夜间或情绪变化时加剧，可致无法入睡。

阴囊湿疹患者如羞于开口，隐瞒病情，一拖再拖，反而会延误最佳治疗时机。例如，有些患者由于没有及时就诊，病情已经发展到不能正常走路，只能两脚叉开蹒着走。股间潮湿、水肿、渗出甚至浅表破溃，会导致"裤子粘上揭都揭不下来"。少数患者因继发感染而出现体温升高等全身症状。

需要注意的是，阴囊湿疹应和常见的股癣进行区别。

中篇　特殊环境皮肤病

（三）治疗

发生阴囊湿疹时，内服药包括抗组胺药、镇静剂等，用于消炎、止痒，有合并感染者，加用抗生素。

局部疗法：急性期无渗液或渗出不多时，将病变区清洗干净并晾吹干后可用氧化锌油；渗出多者可用3%硼酸溶液湿敷，当渗出减少后用适量弱效的糖皮质激素霜剂，可和油剂交替使用。当野外卫生条件简陋时，采集马齿苋后煮水，或者用黄连素兑水，放冷后用毛巾浸润在阴囊部湿敷亦可。

发病后，应保持会阴部的清洁和干燥，注意避免再次刺激局部，尽可能地避免用手搔抓局部，以免抓破皮肤引起感染而加重损害；也不要用热水或肥皂水去清洗局部；更不能在局部涂抹刺激性较强的药物，要特别注意的是不能随便在局部涂抹强效激素类药物，这些都容易使疾病恶化或复发。需要告知患者，阴囊湿疹只是表皮疾病，不会伤及睾丸，更不会对生育造成任何影响，以免过度焦虑。

（四）预防

预防上最重要的就是保持阴囊局部干燥、透气。内裤要宽松，选择质地柔软、易于吸汗、透气性好的内裤，必要时可选择"阴囊袋内裤"等特制服装，尽量不穿化纤材料的紧身内裤，并勤洗、勤换、多晾晒内裤。在宿营地可穿短裤、背心或裸睡。多吃新鲜瓜果蔬菜和杂粮，补充维生素B_2、B_6等，避免食用刺激性食物，如葱、姜、蒜、浓茶、咖啡、酒类及其他容易引起过敏的食物和药物。

三、冻疮

冻疮是冬季多发病，俗称"萝卜仔"。该病得此名是因为冻疮好发于手指和脚趾部位，发病时手指和脚趾看起来又胀又红，十足像小小的胡萝卜，一旦稍微受热，如接触热水、戴手套等，冻疮部位又痒又疼，十分难受。

医学上所说的冻疮和"冻伤"并不是一回事。低温对人体造成的伤害统称"冷伤"，冰点（0℃）以下的低温对人体造成的冷伤是冻伤，受冻部位可无痛感，但组织坏死、功能丧失；而0~10℃低温造成的冷伤，又疼又痒，才是冻疮。

（一）原因

寒冷天气是冻疮的主要诱因，通常气温降到10℃以下，冻疮容易发生。因为寒冷使皮肤血管收缩，引起皮肤缺血、缺氧，代谢紊乱，时间长了血管就会麻痹扩张、产生淤血、血浆渗出，引起局部水肿、水疱形成、组织

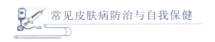

受损等。

潮湿也是冻疮的重要诱因，因此在湿度大的地区冬季冻疮发生率往往比干燥地区高。

除了寒冷与潮湿，个体血液循环欠佳或长时间不动、鞋袜衣着过紧等，也是导致冻疮发生的因素。

（二）主要表现

冻疮好发于肢端及暴露部位，如手指、手背、足趾、足背、面颊、耳郭、鼻尖等。皮损为局限性红色或紫红色斑块，触之有冷感（皮温低）和痒感，受热后充血，局部肿胀可更显著，易出现水疱，疱破后形成糜烂、溃疡、渗液或结痂，伴有疼痛或有烧灼感。冻疮一旦发生，在寒冷季节里常较难快速治愈，要等天气转暖后才会逐渐愈合，愈后有疤痕形成及色素沉着。

民间有"一年生冻疮，年年生冻疮"的说法，意思是一旦得过冻疮，即便天气转暖后康复，第二年依然难逃"劫数"，且年年都在相同部位复发。这种说法有一定道理，如果一个人患了冻疮，患病部位的血管、组织结构会发生某种变化（冻疮处遗留有局部免疫复合物），从而增强了对寒冷的易感性，就有了反复发作的倾向；而容易发生冻疮的患者身上通常存在冻疮的相同诱因，或是末梢血液循环不佳，或是慢性病患者，或是缺乏锻炼等。

冻疮虽容易复发，但并非不可治愈，且只要预防得当，几年后就会缓解，完全可以远离"年年冻"如约而至的烦恼。

（三）常见误区

冬天防治冻疮应避免几个常见误区。例如，天天用开水烫或热敷患部，使劲搓冻疮，喝烈酒驱寒消冻疮，随意使用网络搜索的"偏方"等。

禁止把患部直接泡入热水或用火烤患部，因为患部组织已受损，血管壁变得比正常血管更薄，如果突然用热水浸泡，由于热胀冷缩的原理，已经受损的毛细血管会突然膨胀，从而引发血液、皮肤细胞中的一些体液等内渗，加剧肿胀，甚至引发感染。

发生冻疮后，不能马上热敷或者按摩冻伤部位，以防加重局部水肿，在受冻后1~2小时方可进行热敷；千万别使劲搓受冻后的耳朵，还有一些人从外面寒冷环境中回到室内，一进房间就马上用热毛巾敷耳朵，这样很容易引起耳部血管痉挛及血液循环障碍，因而造成局部组织坏死。

有的人怕长冻疮，上班、晚上睡觉都喜欢将空调温度开得较高，但一

中篇　特殊环境皮肤病

旦走出室外，皮肤就可能因受到冷空气刺激而快速收缩，致使血液循环不畅，反而发生冻疮。此外，预防冻疮需要适度保暖，但凡事过犹不及，切记不要保暖过度，不要穿得太紧，如裤腰的橡筋、保暖内衣、鞋袜等都要略宽松些好，否则影响血液循环，更容易诱发冻疮。

此外，饮酒后人体的血管会扩张，造成热量散发快，血液循环变得更差，这实际上是不利于冻疮痊愈的。

轻度冻疮可自治，但患处溃烂最好前往医院诊治，不要随意使用网上的偏方治疗。曾有不少冻疮患者在网上搜索到白酒浸泡切碎的红辣椒外搽的治冻疮偏方，但照做后没几天，冻疮反而更严重了。因为这种偏方只适用于冻疮早期，一旦冻疮的水疱破了，皮肤出现破损，红辣椒中的刺激成分会刺激破溃面，加重病情。这类患者要及时到医院皮肤科做专业处理，用无菌纱布包扎，并注意保暖。

（四）治疗与预防

口服扩血管药物如烟酸、钙通道阻滞剂等，对冻疮有治疗与预防作用。外用药治疗应该根据皮损是否破溃有所不同：未破溃者可外用维生素E软膏、樟脑软膏、辣椒酊；已破溃者外用5%硼酸软膏、1%红霉素软膏等。可配合音频电疗、激光局部照射等物理疗法。

在预防方面，应加强锻炼，促进血液循环，提高机体对寒冷的适应能力；入冬以后注意全身及局部保暖，防止潮湿，不穿过紧的鞋袜；受冻后不宜立即用热水浸泡或取火烘烤；伴有贫血和其他消耗性疾病时应积极治疗。对反复发作的冻疮患者，可在入冬前用紫外线或红外线照射局部皮肤，促进局部血液循环。

拓展阅读

冬季皮肤病高发的三大"罪魁祸首"！皮肤科医生为你支招

导读：进入12月以来，气温断崖式下跌！最先感受气温的就是我们的皮肤，而皮肤作为人体的"第一道防线"，最容易受到外界环境变化的影响，如温度、风、紫外线等因素。也正是这些因素会诱发多类皮肤疾病。总的来说，冬季之所以皮肤病高发，是因为三大"罪魁祸首"。

扫码查看全文

下篇 漫谈皮肤病热点

下篇　漫谈皮肤病热点

第十章　四季皮肤病防治

一、过敏知时节，当春乃发生

隆冬过去，春回大地，万物复苏，生机盎然。殊不知，恼人的皮肤病也悄然来袭，可谓"皮疾知时节，当春乃发生"。每当春天来临时，皮肤特别是颜面部就容易干燥，出现红斑、丘疹、脱皮，伴有不同程度的瘙痒，严重时人们喷嚏连连、眼鼻发痒或咳嗽不停，与平时判若两人，这其实是患了过敏性皮炎。也有人称春季的过敏性皮炎为"桃花癣"。那么，到底何为过敏性皮炎？它又为何"爱在春天"呢？

（一）春季过敏"七宗罪"

过敏性皮炎也称"变态反应性皮炎"，是指过敏原通过变态反应（过敏反应的医学名词）机制引起的皮肤炎症反应，与多种因素相关，表现为颜面到全身的红斑、丘疹、鳞屑甚至水肿，常伴有瘙痒或刺痛，可每年反复发生。

过敏性皮炎一般发生于过敏体质患者，内在过敏因素在发病中起主导作用，另外如身患慢性消化系统疾病、精神紧张、失眠、过度疲劳、体内感染灶、内分泌和代谢障碍等，均可诱发或加重病情。外在过敏因素也很多，包括饮食、吸入物、气候、环境等。这种皮肤科最常见的疾病，随着现代工业化进程推进、生活环境的改变，以及接触过敏原的机会越来越多，发病率越来越高。而春季因其气候的变化和本身的特点成为过敏性皮炎高发的重要时段，下面就列举了春季过敏"七宗罪"。

1. "粉"之罪

春暖花开，空气中的花粉、柳絮、灰尘和细菌随着阵阵春风到处飘扬，随着人的呼吸和皮肤的新陈代谢成为过敏原。春季干燥和湿润气候交替出现，这些过敏原在风雨的洗礼下，增加了与人体皮肤接触的机会，很容易引起过敏，皮肤可出现荨麻疹、颜面再发性皮炎、瘙痒等症状。

2. "光"之罪

春天是美好的季节，春光明媚的时令是踏青郊游的绝佳时机。但是，冬季阳光中紫外线含量低,到春天来临时紫外线含量骤然升高,人们一时难以适应,一旦受到强紫外线照射,即可因发生皮肤损伤而诱发光敏性皮炎。另外,春季人们爱吃的野菜如荠菜、马兰头、马齿苋、苋菜、菠菜和芹菜等食物含光敏性物质较多,食入后即使是一般程度地接触日光,也容易诱发光敏性皮炎。

3. "妆"之罪

面部皮肤在春天变得时干时油,容易脱屑,使面部皮肤的天然屏障受到破坏,很容易对外界的物质产生过敏反应。春季户外活动增加,人们更多地使用化妆品、洗护用品和光顾美容院,接触各种各样的化学物质,这一方面使面部皮肤变得娇嫩和失去皮脂膜的保护,很容易过敏;另一方面,有些物质本身就是过敏原,可以直接引起过敏。

4. "食"之罪

春天万象更新,物产丰富,人们爱吃春笋等食物,然而春笋中含有难溶性草酸,食用过多易诱发哮喘、过敏性鼻炎和皮炎等。春笋与海鱼等易过敏食物同食还会加重症状。另外就是前面提到的摄入如芹菜等光感食物并受光照后可出现光敏反应。

5. "虫"之罪

春天毛囊虫开始复苏产卵,一部分人由于油脂分泌增多,为毛囊虫的繁殖和致敏提供了条件,自然在这种季节就很容易发生毛囊虫皮炎。

6. "乱"之罪

这里的"乱"指免疫功能紊乱。春天气候宜人,各种社会活动如毕业、求职、应试、会议等骤增,随着生活和工作节奏的加快,竞争更激烈,人们的压力增大,饮食、生活等方面不够规律,造成免疫功能紊乱,使人很容易对外界物质发生过敏,出现自身敏感性皮炎等过敏性皮肤病。

7. "人"之罪

这里的"人"指过敏性体质者。过敏性皮炎归根结底还是好发于过敏性体质者,如有遗传性过敏史和家族过敏史者。过敏性皮炎患者常伴有哮喘、过敏性鼻炎,发病和皮肤干燥、屏障功能下降等有关,这类人群易对多种过敏原产生反应,在春季首当其冲受过敏原影响,发病率高于常人。

(二) 科学应对春季过敏性皮炎

那么春季来临之际,如何科学应对过敏性皮炎呢?本书就从上述春季过敏"七宗罪"入手,一一道来。

(1) 针对花粉过敏,需要减少外出,出门时戴眼镜、口罩,外出回家

下篇　漫谈皮肤病热点

后对暴露皮肤及时清洗等；白天关紧门窗，勿在室外晾衣等，对于某些已知的花粉或吸入性过敏原，一经查出，要立即转移患者以改变生活环境。

（2）针对紫外线，尽量找到光敏物质，避免接触或食用，如泥螺、苋菜、荠菜、莴苣、马齿苋等食物少吃为好；另外要避光，外出时戴上白色宽边帽子，或使用防紫外线遮阳伞和防晒霜，最好使用PA为"++"和SPF大于15的防晒霜，可以保护皮肤免受日光照射伤害。

（3）针对化妆美容，应停用劣质芳香性化妆品；敏感性肌肤在使用高浓度化妆品时，应先在局部小范围试用或将其稀释一半后再使用，也不适合去角质等疗效太强的产品。敏感性肌肤表皮层较薄，在做好基础护理之后要注意使用防晒产品，产品应透气、透水，可使用一些霜剂、乳液和凝胶状的护理用品。适合冬季使用的油性护肤品，春季就不适用了。

（4）针对食物，除了避免吃蛋、奶、鱼虾等海鲜及辛辣刺激食物以外，春季的当季食品如春笋、野菜、芒果、菠萝、草莓等食物亦应当小心食用。同时，一些防过敏的食物如蜂蜜、大枣、金针菇、胡萝卜、薏仁、酸奶等可调节免疫系统，适当补充有助于改善过敏体质。

（5）针对毛囊虫，为了避免给其提供生长环境，需要改善面部油脂分泌过多的状态，多食蔬果，少食油腻食物，慎用化妆品以及面部外用药品，做好面部的清洁与护理。

（6）针对免疫功能紊乱，需要做到生活规律，身心健康，均衡饮食，睡眠充足，精神愉快，适当锻炼，增强体质，纠正不良生活习惯，改善原有基础疾病。

（7）针对过敏性体质，应当积极寻找过敏原，避免潜在的加重过敏的因素。平时还应穿着宽松柔软的纯棉制品，注重皮肤的保湿，学习管理自己的情绪，控制搔抓行为，以免造成瘙痒—搔抓—瘙痒的恶性循环；对于瘙痒部位，不宜热水烫洗，也不宜用碱性强的肥皂清洗，以免刺激皮肤，加重病情。

假如在春季患了过敏性皮炎，病情较轻的话过几天就会自愈；如果症状较重，应及时去医院，在医生的指导下，依病情以口服药物和外用药物治疗，切勿盲目地外用药物或使用不知成分的偏方，以免延误病情，造成伤害。

"桃花轻薄逐流水，只留春色遍人间"，让我们科学应对，远离"桃花癣"。

常见皮肤病防治与自我保健

拓展阅读

一干二痒三过敏，易出问题痘还多，收下这份春季护肤指南

导读：在如此美好的季节，本该收获健康和美丽。然而，由于天气气候、日光照射以及生物环境等因素的影响，许多皮肤问题都进入了"活跃期"，如干燥、瘙痒、过敏、爆痘等，且这些皮肤问题易反复发作，简直是一场灾难。因此，春季如何做好护理，如何有针对性地护理，就显得非常重要。尤其是情况较重者，除了必要的护理，更需要及时接受专业的治疗。本文有关春季常见的皮肤问题以及对应的护理措施，希望对你有所帮助。

扫码查看全文

二、一句诗应对夏令皮肤病

"斗指东南，维为立夏，万物至此皆长大，故名立夏也。"每年 5 月初，立夏节气如约而至，从这个时节开始，小满、芒种、夏至、小暑和大暑纷至沓来。温度明显升高，酷暑将临，烈日炎炎，蚊虫滋生，而江南地带在立夏之后正式进入雨季，雷雨增多，绵绵不绝，正是"黄梅时节家家雨，青草池塘处处蛙""日长篱落无人过，惟有蜻蜓蛱蝶飞"。这样的气候容易引发身体疾病，其中皮肤病名列前茅。如何应对，一句有关夏天的诗句正是答案。

（一）夏季高发的七类皮肤病

常见夏季皮肤病按其特点可分成七类。下面先来了解一下夏季高发的七类皮肤病。

1. 虫咬皮炎

第一类皮肤病是虫咬皮炎，即丘疹性荨麻疹。夏季气温高、雨水多，蚊虫滋生，如蚊子、螨虫、跳蚤、隐翅虫等。在草木繁多的阴暗潮湿处，如未做防护，非常容易被叮咬，皮肤鼓起一个个大红包。过敏体质者的受叮咬部位容易出现丘疹、水疱甚至结节，瘙痒难耐。若是一巴掌拍死蚊虫，并不一定妥当。例如，当隐翅虫在皮肤上被拍打后，其体内的酸性毒液会使局部皮肤出现条索状的红斑、脓疱，伴有痒痛。

2. 病毒疹

第二类皮肤病是具有传染性的病毒性皮肤病，统称为病毒疹，包括水痘、麻疹、风疹、手足口病和幼儿急疹等。入夏时，季节交替，气候变化大，冷暖变化快，呼吸道病毒感染高发，而这些病毒疹也顺风而来，幼儿和青壮年尤其容易中招。早期常表现为上呼吸道感染症状如发热、畏寒、咳嗽、咽痛和头痛等，待到局部或全身出现皮疹，病毒疹即露出了它邪恶的"真面目"。

3. 痱子和夏季皮炎

第三类皮肤病是与排汗障碍和闷热相关的皮肤病，包括痱子、夏季皮炎等。痱子多见于排汗不畅的婴幼儿、老年人等体质较虚弱人群。夏季皮炎则是由高温闷热环境引起的热性皮炎，多见于高温工作者，可能与他们易出汗，又常穿闷热不通风的衣物（如长袖工作服、迷彩服等）等因素有关，也可见于中年偏胖人群。夏季皮炎使人感到奇痒难忍，往往出现抓痕、血痂和色素沉着。

4. 日晒伤和光敏性皮炎

第四类皮肤病是日晒伤和光敏性皮炎。夏季紫外线强烈，尤其上午 10 点到下午 4 点间，如不注意防晒，皮肤容易被晒伤，出现红肿、脱皮、疼痛等症状。另外，夏季阳光中紫外线的含量骤增，有些人对紫外线的敏感度随之提高，容易在额部、鼻部、耳郭、颈部和四肢等曝光部位出现光敏性皮炎，表现为红斑、脱屑，甚至出现肿胀、水疱，痛痒难忍。

5. 真菌和细菌感染性皮肤病

第五类皮肤病是真菌和细菌感染性皮肤病。雨季空气潮湿，这种气候环境中，在人体的一些皱褶不透气的部位如腹股沟、腋窝、手指/足趾间和出汗较多的颈、胸、背部，温暖潮湿的环境给致病微生物提供了生长温床，容易滋生真菌和细菌，形成手足癣、体股癣和花斑癣等真菌性皮肤病和毛囊炎、脓疱疮、疖肿和丹毒等细菌性皮肤病。

6. 荨麻疹

第六类皮肤病是荨麻疹。孟夏之时，天地始交，万物并秀。夏季是万物生长最茂盛的季节，空气中飘浮着各种植物的絮状物和花粉，餐桌上夏令蔬果和其他食材丰富多样，而荨麻疹发病率居高不下，表现为时隐时现、边界清楚、红色或苍白的瘙痒性皮肤团块。

7. 接触性皮炎

第七类皮肤病是接触性皮炎。夏季气温高，人们穿着较少，大量皮肤裸露，较平时更易接触到致敏原，如金属项链、皮带头中的镍和铬，拖鞋、凉鞋中的塑料或橡胶等，可在接触部位形成与接触物外形一致的皮肤炎症。

甚至花露水、防晒霜，亦可在喷洒或涂抹部位引发大片红肿。

（二）战胜夏季皮肤病的秘诀

（1）对付虫咬皮炎，"叶"字记心头——在野外、夜晚、叶木茂盛处要多加小心。敏感性肤质的人应避免去野外叶木茂盛或昏暗潮湿处，户外活动时要做好防护，减少皮肤暴露。平时注意室内外卫生，做好防蚊灭蚊工作，婴幼儿需用蚊帐保护，避免靠墙。应勤洗晒被褥、凉席等床上用品和贴身衣物，减少出汗。发现有蚊虫叮咬皮肤，应避免直接在躯体上拍打虫体，接触部位应尽早用肥皂水清洗。一旦发生虫咬皮炎，可外用清凉油、风油精、炉甘石等，必要时加服抗组胺药。切勿搔抓皮肤，以免感染。

（2）对付病毒疹，"解"字来支招——清热解毒。如果病毒疹的全身症状不明显，一般持续5～7天会自愈。如果同时伴有发热、咽痛等，须接受抗病毒治疗。可配合使用金银花、连翘、板蓝根等清热解毒的中药或中成药。一旦患上病毒疹，要及时隔离观察，室内多通风换气。如果出现胸闷、心跳快、头痛、呕吐等症状，应及时去医院检查，以免未及时诊治引起心肌炎、脑炎和肝损害等并发症。

（3）对付痱子和夏季皮炎，"敛"字有奇效——散热敛汗。尽量身处通风、散热的环境，保持皮肤清洁干燥，特别是颈部、腋下等褶皱部位，清洗后扑上痱子粉可预防痱子发生。夏季穿衣首选透气性好、吸汗、样式宽松的棉布衣服。多补充水分，平衡大量出汗后体内电解质。如发生上述疾病，先用干净凉水冲洗患处皮损，用炉甘石、痱子水等洗剂清洗、止痒及消炎；瘙痒明显的，可以洗剂与激素霜交替外用，或加服抗组胺药物。

（4）对付日晒伤和光敏性皮炎，"物"字尽其用——用防晒物，避光敏物。日晒伤完全可以预防，要避免暴晒，户外作业人员应做好防护。出门时可穿长袖浅色衣服，打伞，戴帽子和太阳镜，涂抹防晒霜等。另外，在室内也要防晒。针对光敏性皮炎，预防方法是注意避免光敏物质和日光直接照射，户外活动后可以用冷水敷洗暴露部位。常见的光敏性药物有四环素类药物、非甾体抗炎药、吩噻嗪类利尿药、喹诺酮类以及镇静药等，光敏性食物则包括一些叶绿素含量高的蔬菜和野菜，如雪菜、莴苣、苋菜、荠菜、芹菜、菠菜等；一些海鲜类如螺类、蚌类等，也需留意。

（5）对付真菌和细菌性皮肤病，"穷"字不可忘——通风去湿，穷其环境。应勤洗澡、勤换衣，保持皮肤清洁干燥，日常穿着宽松透气、吸湿性好的棉质衣服和舒适的鞋子，衣物、袜子、毛巾等经常漂洗消毒。居住环境要经常通风，勤晒被子、凉席。出汗后应及时擦干，皮肤遭遇雨水后及

下篇　漫谈皮肤病热点

时洗净拭干，从而扼杀细菌和真菌的生长。如出现感染，避免用不洁的手抓搔、挤压患处，应在医生的指导下使用外用抗生素药膏等。

（6）对付荨麻疹，"天"字显真章——先天体质，后天环境。过敏体质者可对多种食入或吸入性物质产生过敏反应，另外还可有感染、药物、物理因素等诱因。一旦发生，应积极排查过敏原，避免食用刺激性、易过敏的食物，包括辛辣、海鲜、奶类、蛋类等；同时仔细回顾，有没有不常吃的食物，配料、调料也不能忽视。而吸入物过敏者只能选择穿长袖衣服、戴口罩等方法，尽量避免直接暴露在外界环境中，以减少过敏发生。如反复发生应在医生的指导下应用抗组胺药物治疗。

（7）对付接触性皮炎，"避"字为上策——避而远之。夏季常见接触致敏物：含镍的金属饰物如项链、戒指、皮带头以及镜架等；含橡胶、塑料成分的凉鞋、拖鞋；外用的花露水、防晒霜等日用品或化妆品；刺激性较强的水果如芒果、菠萝等。一旦出现接触过敏，应立即停止接触上述物品并避免再次使用，轻者停用后症状消失，重者应在医生的指导下积极对症处理。

集齐七个关键字：叶、解、敛、物、穹、天、避。聪明的你一定想到了，没错，"接天莲叶无穹碧"，这就是可以战胜这七类夏令皮肤病的答案。"接天莲叶无穹碧，映日荷花别样红"，没有皮肤病的烦扰，悠长夏日更美好。

拓展阅读

盘点那些层出不穷的"妖孽"皮肤病（上）

导读：酷暑难耐，游泳场所人满为患，海边、河道、公共泳池到处可见嬉戏游泳者。和游泳有关的那些感染性皮肤病到底是何方"妖孽"？这些"妖怪"出自哪些"山头"，有哪些"妖术"，破坏力几许，"降妖"招数有哪些？

扫码查看全文

盘点那些层出不穷的"妖孽"皮肤病（下）

导读：继续盘点和游泳有关的感染性皮肤病。想要在嬉游之时不被这些"妖怪"缠身，还需慎重选择游泳场所，加强个人卫生，病弱损伤之躯还是莫要轻易下水，以免被拖入"妖精洞"中！

扫码查看全文

三、"秃"然入秋，莫愁云鬓改

与春天的明媚盎然相比，秋天总有一种萧瑟苍凉的悲意。自古以来，文人悲秋，"蒹葭苍苍，白露为霜""悲哉，秋之为气也，萧瑟兮草木摇落而变衰"。伴随着无边的落木，萧萧下的还有我们的头发，秋季正是脱发的高发季节。很多人"晓镜但愁云鬓改"，我们得心平气和地说说这秋季易脱发的缘故。

一梳梳到头，万事莫自忧。头发的生长分为生长期、退行期和休止期三期，是一个循环的过程。人类正常无同步脱毛周期，而是个别毛发不同步地进入休止期。当新的毛发开始生长，老的毛发则脱落。正常情况下，成年人每天脱落 75~100 根头发。而到秋季，万物凋谢，头发每天脱落 100~150 根都属于正常现象，只要毛囊有新发长出都无须忧虑。

二梳梳到头，天凉好个秋。秋季脱发明显增多，主要是由于气候干燥，毛囊萎缩，汗腺及皮脂腺分泌减少，头发比较干燥。夏季频繁洗头、紫外线照射造成毛发损伤的后果到秋季表现出来，且秋季皮肤免疫功能相对较弱，睡眠不好、贫血体虚、发质偏干者或者头皮油且头发干者就较易脱发了。此外，一些不良的习惯如频繁烫染洗头、束发过紧等也有一定影响。

三梳梳到头，千万别犯愁。"笑一笑，十年少，愁一愁，光了头。"人的情志、精神对头发生长有着重要影响。在精神压力的作用下，头皮局部血液循环障碍，使毛囊缺乏营养，最终导致毛囊萎缩，产生脱发。另外，精神紧张、恐惧、忧虑、压抑的时候，神经功能紊乱，引起局部毛细血管强烈持久地收缩，使生发的源泉——毛乳头供血障碍，毛发进入休止期而引起脱发。精神压力增大还可导致头垢产生，破坏头皮环境，引起脱发。

四梳梳到头，体健营养够。一方面，健康的头发离不开体质的平衡与营养的均衡。人体各种内分泌激素如肾上腺皮质激素、性激素和甲状腺激素等平衡调节着毛发的生长，神经内分泌系统一旦紊乱，便可引起男性的雄激素源性脱发、女性的产后脱发和甲状腺功能异常导致的斑秃等情况。另一方面，贫瘠的山梁寸草不生，沃土自能育出肥田，发肤亦是如此，丰富而均衡的营养是头发生长的源泉，蛋白质、脂肪、维生素和微量元素都不可或缺。其中，维生素 E、维生素 A、优质蛋白和含铁食物尤其重要，代表食物有核桃、黑芝麻、鸡蛋、胡萝卜、牛奶、牛肉、动物肝脏、菠菜、芹菜等。

如何在秋季正确应对脱发，根据以上四方面梳理以下几点建议：一是

下篇　漫谈皮肤病热点

认识自然规律，无须过度关注，不要顾盼之间自寻烦恼。二是养血润燥，健康护发，干发保湿滋润，油发去油清洁，多用木梳梳头，少用电吹风，多按摩头皮，少烫染频洗，多早睡，少熬夜，才能"不尽秀发滚滚来"。三是心理健康，拒绝悲秋，压力大就学习唐伯虎"赏花赏月赏秋香"。四是遗传性脱发治疗办法少，后天脱发可应对，吃好喝好身体好，不行再把医生找。总而言之，茫茫头上草，一秋一枯荣，只要身心好，春风吹又生。"自古逢秋悲寂寥，我言秋日胜春朝。"

拓展阅读

秋冬时节，皮肤频起疙瘩，怎么改善"鸡皮肤"？

导读：鸡皮肤，学名叫毛周角化症，是一种基因导致的体质。具有这种体质的人，毛囊周围的角质会增厚，导致毛囊口被过厚的角质堵塞，形成一粒粒的小凸起，就像一个个小疙瘩。鸡皮肤多出现在面颊、脖颈、上臂外侧、背部、大腿等部位。秋冬时节，由于气候干燥寒冷，角质增厚的情形会加重，也就使得症状变得更为明显。鸡皮肤患者面部比较敏感，秋风一吹，稍做运动，就会出现面部泛红，尤其是日晒以后更严重。虽然鸡皮肤不痛不痒，也不会病变，但特别干燥，会起屑，影响美观。

扫码查看全文

四、凛冬已至，"皮肤刺客"来袭

有道是："寒风吹我骨，严霜切我肤。"寒冬降临，作为人体第一道防线的"皮肤君"，总是冲在抵御强敌的最前沿。当诸位处于寒冷之境时，且看它如何抵挡。

第一式，收脉。寒冷可刺激皮肤内的冷觉感受器，兴奋传入下丘脑的体温调节中枢，使得相关神经产生兴奋，进而使血管收缩，减少散热。

第二式，鸡皮。皮肤的立毛肌收缩，产生"鸡皮疙瘩"。

第三式，战栗。寒冷时骨骼肌不自主地战栗，使产热量增加。

第四式，分泌。肾上腺素的分泌增加，体内代谢活动增强，产热量增加。

你可曾见过那些游冬泳的人？他们在冷水中恣意扑腾时，是谁在抵御

143

严寒、温暖主人？正是我们最勇敢的斗士"皮肤君"。"朔风如解意，容易莫摧残。"豪情万丈的"皮肤君"，纵然坚强不屈，使出浑身解数，总还有不敌的时候。万恶的皮肤病"大魔王"，麾下冬令团派出了多名"刺客"来袭。

1. 冻疮

攻击人群：儿童、妇女、末梢血液循环不良者。

攻击部位：四肢末端、面部和耳郭等处，大腿外侧。

典型伤害：局限性紫红色隆起的水肿性红斑。

伤害指数：★★★★。

气候寒冷引起局部皮肤产生反复红斑、肿胀性损害，严重者可出现水疱、溃疡，病程缓慢，气候转暖后自愈，易复发。

2. 寒冷性多型红斑

攻击人群：11~35岁人群多见。

攻击部位：四肢末端、面和耳部等暴露部位。

典型伤害：中央有水疱的水肿性紫红斑，虹膜样红斑。

伤害指数：★★★。

与寒冷和免疫反应相关，多伴瘙痒或可不痒。皮疹持续2~3周后可自然消退，但可反复发作，一般在寒冷季节复发，春暖后消失。

3. 寒冷性荨麻疹

攻击人群：任何年龄人群。

攻击部位：多见于面、手部，严重者较广泛。

典型伤害：风团、水肿。

伤害指数：★★★。

无原因或继发于多种疾病或遗传因素，受冷后出现，伴瘙痒。

4. 寒冷性脂膜炎

攻击人群：婴幼儿和低龄儿童，末梢血液循环功能不良者。

攻击部位：大腿、臀部、面颊和下腹部。

典型伤害：疼痛性或无痛性边界清楚的皮下结节和斑块。

伤害指数：★★★。

由寒冷直接损伤局部皮下脂肪组织，引起局限性脂膜炎，可能为迟发型变态反应。儿童吸吮冰棒可引起面部寒冷性脂膜炎。还可因裤薄不保暖，在溜冰、骑马、滑雪受冷后发生骑马脂膜炎。

5. 冬季瘙痒症

攻击人群：普遍人群，尤其是老年人。

攻击部位：全身，四肢为重。

典型伤害：皮肤干燥、抓痕。

伤害指数：★★★★。

常为寒冷所诱发，多发生于秋末及冬季气温急剧变化的情况下，每当由寒冷的室外进入温暖的室内或在夜间解衣卧床时，便开始瘙痒。

6. 手足皲裂

攻击人群：老年人、鱼鳞病和角化症患者。

攻击部位：屈侧、手掌、足跟、足跖外侧等角质层增厚或经常摩擦的部位。

典型伤害：沿皮纹发展的深浅、长短不一的裂隙。

伤害指数：★★★★。

掌跖部位无毛囊和皮脂腺，因此当冬季气温低和湿度较小时，缺乏皮脂保护的皮肤便容易发生皲裂。可伴有不同程度的疼痛。

7. 网状青斑

攻击人群：青中年女性。

攻击部位：下肢。

典型伤害：青紫色斑点状，类似于大理石。

伤害指数：★★。

病情常为轻度和无害，遇冷后发病，历时短暂，随后呈持续性，皮肤有刺痛和麻木感。亦可为生理性，呈大理石样皮肤，一般无症状，系对冷发生的短暂生理反应。

8. 肢端青紫症

攻击人群：始于青春期，女性多见。

攻击部位：手指、足趾。

典型伤害：皮肤呈红绀色或青紫色。

伤害指数：★★★。

遇冷后手足部皮肤呈对称性、持续性青紫色，凉冷、多汗，温暖后能缓解。

9. 雷诺病

攻击人群：40岁以下女性。

攻击部位：常见于手部。

典型伤害：肢端皮肤颜色改变间歇性发作。

伤害指数：★★★★。

该病为寒冷刺激及其他因素所引发的痉挛、缺血性反应,是以皮肤相继呈现苍白、青紫和潮红等色彩变化,局部温度低,自觉疼痛和麻木,并在温暖后可恢复正常为特征的血管功能障碍性疾病。

> **拓展阅读**
>
> **冬季皮肤之苦,痒!痒!痒!**
>
> 导读:立冬已至,寒意日浓,气候干燥。在干冷气候的影响下,人体皮肤血管常处于收缩状态,皮脂腺、汗腺的分泌明显减少,失去正常的滋润。在这种情况的影响下,皮肤轻则出现干燥、紧绷感,重则出现皲裂、脱皮,尤其是瘙痒情况,严重影响人们正常的工作和生活。那么,如何让皮肤安全过冬呢?
>
>
>
> 扫码查看全文

第十一章 应对皮肤烦恼问题

一、头顶为何"雪花飘"?

头皮屑是人体头部表皮细胞新陈代谢的产物,每个人都有,一般青壮年较多,老年人较少。头皮屑大多以小于0.02毫米的细小颗粒脱落,因此人眼是观察不到明显脱屑的,脱屑也不会影响人们的正常生活。但如果头皮屑增多,有"雪花飘飘"之势,不经意间回眸一顾,发现满头、满肩"白茫茫一片",那可能就是皮肤状态异常的表现了。这种看似很小的问题常常给人们的精神状态、工作、生活及社交等各个方面带来困扰。此时有些闹心的人开始满世界寻找去屑洗发水,在网上搜索菊花叶、白醋、隔夜茶洗头等所谓"生活小妙招",但往往使用后头屑依然不少,十分烦恼。

(一)头皮屑增多是皮肤病

能引起头皮屑增多的疾病很多,例如脂溢性皮炎是引发头皮屑最主要的原因,是在皮脂溢出的基础上由酵母菌感染所致,表现为头皮上有片状灰白色糠秕状鳞屑,伴瘙痒甚至有臭味;头癣多见于儿童,通过接触头癣患者或有病的动物而被传染,头皮上出现很多灰白鳞屑或大片的黄痂,还可引起头发折断或脱落。严重者头发参差不齐甚至所剩无几,即人们所说的"癞痢头";还有银屑病、异位性皮炎、青少年石棉样糠疹、秃发性毛囊炎、脂溢性脱发等。

近年来的研究表明,有一种酵母菌——糠秕马拉色菌,仅在人身上被发现,需要吞噬油脂才能存活,在人体头部皮肤的数量可多达1 000万个,是导致头皮屑以及脂溢性皮炎等皮肤疾病的主要元凶。糠秕马拉色菌在头发上如鱼得水,吞噬油脂后加速繁殖,同时又产生分泌物进一步刺激皮脂分泌,并加快头皮表皮细胞的成熟和更替,导致头皮瘙痒和头皮屑的大量反复产生。

头皮屑的诱因还有维生素缺乏、必需脂肪酸缺乏、胃肠功能紊乱(如便秘)、精神紧张、内分泌失调、雄激素作用、睡眠不足、营养过剩而运动不足、遗传因素、秋冬季节转换,以及不正确的头发和头皮护理(如使用

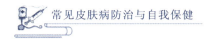

脱脂力过强的洗发水）等。

（二）头皮屑的预防与治疗

头皮屑出现时，常常伴有头皮炎症和头皮瘙痒等症状。如果不采取恰当的方法进行针对性治疗，该病可能会周期性、复发性或持续性地发生，严重时可导致头皮毛囊损伤，形成永久性脱发。

1. 头皮屑的预防

调节饮食：多食蔬菜、水果，多食碱性食物如海带、紫菜等，限制多脂饮食，尽量避免吃煎炸、油腻、辛辣、过甜、含酒精及咖啡因等的食品，可起到调节、保护头皮自身平衡和抑制糠秕马拉色菌过度繁殖的作用，从而降低头皮屑发生的概率。

调整生活方式：保证充足睡眠，多参加体育运动，避免精神过度紧张，都有利于皮肤健康。

头皮护理：洗头用温水（不超过40 ℃）；勿长时间使用同一种洗发水，并且将洗发水倒在手中搓起泡沫后再搽在头发上，避免未起泡的洗发水对头皮造成刺激；冲洗干净，避免洗发水残留；吹头发时尽量不用最高一挡的强烈热风；不要过频洗头，以免减少头皮皮脂的厚度，令皮脂加速分泌；避免用指尖或尖锐梳齿抓头皮，宜用指腹按摩头皮；尽量避免由喷发胶、染发等给头皮带来的刺激；保持头皮干爽，不要长时间戴帽子等。

此外，做好个人和家庭成员之间的起居卫生，分开使用毛巾、枕巾、梳子等生活用品，都可以在一定程度上减少糠秕马拉色菌的人际传播，起到预防头皮屑增多的作用。同时应经常更换上述个人卫生用品，避免反复感染。

2. 头皮屑的治疗

解决头皮屑问题，首先要找出导致头皮屑增多的主因，积极治疗原发疾病。

对于轻度的头皮屑问题，通常只需注意前述的预防要点，并选择适合自己发质的洗发水，及含去屑成分的护发产品，清洗头皮上的油脂和死皮细胞即可。

如洗发后出现头皮干燥不适、头皮屑增多，之后逐渐缓解，再次洗发后又加重，应考虑由洗护发产品诱发头皮接触性皮炎的可能，可更换其他品牌洗护发产品，或减少使用频率。严重者需要到皮肤科就诊，做过敏原检测试验（斑贴试验）以明确导致过敏的成分。

重度头皮问题需在医生的指导下进行有效的药物治疗。通常除了搭配局部涂抹的去脂、杀菌、止痒等药水，还要辅以具有皮肤医学治疗效果的洗发产品（如含硫化硒或者酮康唑的药用洗剂），以延长治疗的效果。必要时可系统应用抗真菌药、维 A 酸、维生素等进行辅助治疗。

> **拓展阅读**
>
> **原来你一直这样洗头？怪不得头皮越来越油**
>
> 导读：每天洗头的人很多，但是洗头的理由不外乎那么几个：头发太油、头皮屑太多、自我形象管理要求高等。然而尽管天天洗头，却还是感觉头发油得越来越快，头发还越来越少……学会七招，让你从此不为洗头烦恼！
>
>
> 扫码查看全文

二、拯救发际线是"头"等大事

2015 年 12 月中国脱发人群调查的数据表明，我国脱发人群约达 2.5 亿人，其中男性脱发人数约 1.6 亿，已超过糖尿病和高血压人群，成为当代健康第一难题。脱发主力军也由原先的中老年变为青少年，并有越来越多的学生、白领加入脱发大军。他们由于脱发问题，影响外观，影响自信，承受着巨大的心理压力，遭遇交际、就业、相亲困扰。

（一）脱发自测

我们几乎每天都在掉头发，这是新陈代谢的一种正常生理现象，但如果每天枕头上、梳子上收集的头发，加上洗头时掉落的头发超过 100 根，且持续 2~3 个月，这种情况就属于脱发。

可以做一个简易自测，即拉发测试：右手五指伸展开，从额头上贴着头皮将五指插到头发根部，并拢五指，从根部夹住头发（不要夹太松），然后顺着头发方向捋，观察被手指夹落的头发的数量。如果是在 5 根头发以内，是属于正常的；要是连续 6~8 次，每次都超过 5 根，尤其是 10 根以上，则有可能是脱发了。当然，还要区分是断发（过于用力夹断）还是真正的毛发脱落。

（二）脱发的常见类型

脱发的原因及类型很多，比较常见的类型有以下几种。

1. 男性型脱发

男性型脱发又称脂溢性脱发、雄激素性脱发、遗传性脱发、早秃，是日常生活中最常见的脱发，多发生于 20~30 岁的男性，一般从前额或头顶开始，发病原因是脱发区毛囊对人体的一种雄激素——双氢睾酮（DHT）敏感，在其作用下逐渐萎缩，令头发变细，发生进行性脱落。女性体内也有雄激素，因此也会患男性型脱发。该病有遗传性倾向，国内研究表明 51.8% 的男性型脱发患者有家族史。

2. 斑秃

斑秃俗称"鬼剃头"，是突然发生于头部的局限性斑片状脱发，表现为头发一块块脱落，脱落区域一般呈钱币大小的圆形，光滑没有毛发，无自觉症状。该病可由精神情绪（受刺激）、高热、手术、疫苗注射、其他内分泌或自身免疫性疾病等诱发，也有人找不到诱发因素。斑秃一般可自愈，但可复发。

3. 其他类型脱发

精神性脱发：紧张、忧郁等使神经功能紊乱，毛细血管持续收缩，毛囊血供不足，且毛发生长周期受影响。

内分泌脱发：毛发生长受多种内分泌激素的影响，如产后、更年期、口服避孕药、甲状腺功能紊乱等造成体内激素失调，导致脱发。

化学性脱发：药物影响如化疗，或使用劣质有害的染发、洗发、护发产品导致的脱发。

营养代谢性脱发：食糖或食盐过量、蛋白质缺乏、缺铁缺锌、硒过量等，以及某些代谢性疾病如高胱氨酸尿症等，也是头发脱落的原因。

上述为非瘢痕性脱发，在致病因素去除后，毛发可重新长出。而外伤、烧伤或烫伤、感染、炎症性皮肤病等导致瘢痕性脱发，往往破坏毛囊，造成永久性脱发。

（三）有效防脱方法

脱发危机来得太快，于是各路生发剂同减肥药、美白丸一起，常年盘踞在各大地方台广告和微商朋友圈上。遗憾的是，生发剂宣传多名不副实。脱发需要的是正规治疗，洗发水之类的化妆品（包括特殊化妆品）都解决不了脱发问题，对护发养发的效果也大多仅停留在心理安慰层面。至于黑芝麻、核桃之类食物，可以补充一些微量元素、维生素、非饱和脂肪酸等，但还起不到治疗脱发的作用。

脱发的原因有很多，而公认有效的脱发治疗方法只有两种：用药物对雄激素进行控制，以及通过手术植发。

现在被世界公认且被美国食品药品监督管理局（FDA）认证有效的治疗脱发的药物只有非那雄胺和米诺地尔两种：非那雄胺为口服药，用来降低血清和头皮中双氢睾酮（DHT）的水平到原来的60%～70%，从而逆转大多数受雄性激素影响导致的脱发；米诺地尔作为外用药，通过涂抹改善毛囊的发育，刺激毛囊上皮细胞的增殖和分化，从而具有生发作用。市场上有些所谓的"化妆品类"防脱洗发水，有可能是偷偷添加了上述药物（上述药物为化妆品禁用组分）。

毛发移植术是应用显微外科手术技术，取出一部分健康的毛囊组织（如后枕部对雄激素不敏感），经加工后按照自然的头发生长方向移植于患者脱发的部位。当移植毛囊存活后便会生出健康的新发，不受雄性激素影响，可以正常地吹发、烫发和染发。但由于非植发区的脱发情况仍可能会继续，所以植发前后仍然需要继续口服或外用药物。

其他类型脱发应去除病因，如针对病理性脱发应治疗基础疾病，身体康复后头发会重新长出；针对化学性脱发应避免使用刺激性强的染发剂、烫发剂及劣质洗发用品；针对营养代谢性脱发应加强营养，多吃蔬果、海带、桑葚、核桃仁，少吃油腻食物。

治脱发最忌"三天打鱼，两天晒网"，不论何种方法都需要坚持治疗至少3个月才可能见效。

三、朝如青丝暮成雪，少白头如何攻关？

少白头并不鲜见，古来便有诗人慨叹，李白云"君不见高堂明镜悲白发，朝如青丝暮成雪""白发三千丈，缘愁似个长"。"早生华发"有其形成的原因，并非不可避免。少白头又叫作"早年白发症"，与生理性的老年性白发相比，少白头可由遗传因素和获得性因素造成。由遗传因素造成少白头者多有家族史，发生时间较早，甚至在幼年即可出现；而由获得性因素造成的少白头多在后天形成，发生时间相对晚一些，常见的原因有精神紧张、感染、代谢、免疫、内分泌功能异常，营养缺乏及药物影响等。此外，白发症也可以是系统疾病的主要表现之一，有时可作为内脏疾病的重要诊断线索。

白发症是因毛干中色素缺失而使毛发变白，可波及部分毛发或全部毛发。从发病机制上来说，毛囊的色素形成过程不断受到人体内外多种因素的影响，如遗传基因、各种激素、内分泌功能、神经递质、细胞因子、生长因子、营养素、相关信号传导途径及局部微环境的调控。无论哪个环节出问题均会影响毛发的色素形成，导致毛发色泽变浅、变白。那么，要应对早生的华发，我们必须针对哪些可能的因素一一攻关呢？

第一关，精神关。笑一笑，十年少；愁一愁，白了头。精神紧张、压力大、郁郁寡欢、操心劳累、作息紊乱，都可能导致黑色素功能障碍，都是头发的天敌。保持积极乐观、知足常乐、劳逸结合、张弛有度的精神和生活状态是战胜少白头的第一要务。

第二关，营养关。有研究表明，长期饮食不当、偏食可造成黑色素合成所需的维生素和微量元素的缺乏，特别是维生素 B 族、锌、铁、铜等缺乏可导致少白头。纠正不良的饮食习惯，补充维生素和微量元素，以及富含黑色素生成原料酪氨酸的食物，如动物肝脏、肾脏、蛋、奶、瘦肉、谷物、豆类、坚果、绿叶蔬菜等，有助于白发的防治。

第三关，疾病关。有多种疾病可以导致白发的生成，如脑垂体功能下降，甲状腺功能紊乱，恶性肿瘤、胃肠病、结核、伤寒、恶性贫血等消耗性疾病，自主神经功能障碍，皮肤科的白癜风、伏格特-小柳综合征等都可因为影响色素的合成引发白发。我们需要完善各项检查，积极治疗原发疾病，增强体质，纠正机体功能障碍，才可战胜疾病，重焕容光。

第四关，环境关。我们生活的环境危机四伏，紫外线、工业废气、农药、化学药品（如酪氨酸酶抑制剂、抗疟药）等都可以引起少白头。那么，在生活中尽可能避免致病的各种物理刺激和化学污染物，可帮助我们抵御白头。

第五关，生活关。头发的生长与我们的生活习惯息息相关。长期从事脑力劳动、加班、缺乏体育锻炼、吸烟史超过 5 年、肥胖等都被认为与早年白发有关。要避免白发过早出现，我们应当积极参加体育锻炼、注意休息、戒烟、控制体重等。

第六关，遗传关。遗传性的少白头者多有家族史，除了单纯的先天白发，还有多种遗传疾病可伴随白发的症状，如白化病、斑驳病、结节性硬化、早老症、布-加综合征、瓦尔登堡综合征等，是由遗传基因突变导致机体酪氨酸代谢途径受阻所致。对于此类疾病，医学上暂时束手无策，未来随着人类基因组学的发展，未必没有破解之法，让我们拭目以待。

四、色素痣：观察还是治疗？

色素痣，又名痣、细胞痣、黑色素细胞痣，是长在皮肤上的黑色、蓝色、淡褐色斑点或突出物，是由痣细胞组成的良性新生物（良性肿瘤），几乎每个人身上都会有一个或多个。民间经常流传痣长在某些特定部位是"富贵痣""旺夫痣"等，但随着健康知识的普及，人们又开始担心痣的安全性，对在自己脸上、身上多年的"黑点"忐忑不安：这是不是一颗定时炸弹？需不需要处理？又该怎样处理呢？

目前认为，绝大多数色素痣终身存在，一般无明显变化。但有的色素痣影响美观，有的色素痣甚至可能恶变，尤其是40岁之后，所以中年得"痣"要当心。

1. 色素痣治疗适应证

一般认为，碰到下述三种情况的色素痣，须密切注意其变化，可考虑治疗。

（1）身体易受摩擦部位的色素痣：若经常受到外界刺激，如腰带、胸罩、衣领等衣物摩擦，或剃须刺激等，可考虑治疗，如发生于掌跖（手心、脚底、脚跟）、腰围、腋窝、腹股沟、会阴部、肩部、脖子、口唇及口腔黏膜、男子口唇周围等处的色素痣。

（2）妨碍美观的色素痣：主要是指在面部妨碍美观，或位于外露部位，色彩鲜艳或颜色很深的色素痣。

（3）不典型的色素痣：直径较大（大于5毫米）、颜色特别黑、色素分布不均匀、边界不整齐、内部不对称的色素痣，以及大小不随身体正常发育而缓慢增大，而是突然变大、颜色有明显变化的色素痣。

2. 色素痣恶变早期预警

恶性黑色素瘤指有恶性变化的色素痣，很凶险，转移发生早，死亡率高，因此早期诊断、早期治疗非常重要，将其扼杀在萌芽状态是最好的预防手段。经常刺激、摩擦色素痣也能使其变成恶性肿瘤。若色素痣出现下列情况，需要小心，有可能是恶变的前兆。

（1）近期突然长大或明显变厚（原先光滑平整的皮损部分逐渐隆起）、变黑，边界不清。

（2）色素痣表面破溃、出血、结痂或渗液。

（3）出现疼痛和瘙痒。

（4）色素痣周围出现卫星灶。

（5）出现明显不对称变化，如痣的左右部分不对称或上下部分不对称等。

3. 去痣方法选择

对于普通稳定的色素痣，注意观察即可，不需处理。

治疗色素痣的常用方法有激光气化、微波、冷冻、化学灼烧（包括药水、液氮）、手术切除等，总的原则是去除干净、疤痕最小。表现典型且直径不大（小于 3 毫米）的痣可用激光去除，瘢痕小，恢复较快，对于面部色素痣患者较为适用。如果是在颈肩、掌跖、腰围、腋窝、生殖器、腹股沟、肛周等易摩擦特殊部位或有恶变征象的色素痣，可通过手术切除，而且切除范围应包括痣外直径 5 毫米的皮肤，同时送病理检查。

五、告别狐臭，夏日"腋"来香

狐臭即腋臭、臭汗症，表现为天热汗多时腋窝等处有特殊的刺鼻臭味。狐臭通常在青春期开始发病，与遗传有一定关系，常给青年患者带来极大的烦恼。

狐臭的病因为皮肤大汗腺分泌的汗液含脂肪、蛋白质等成分，这些成分被皮肤表面细菌分解产生不饱和脂肪酸而发出臭味，多见于多汗、汗液不易蒸发和大汗腺所在的部位，如腋窝、腹股沟、足部、肛周、外阴、脐窝及女性乳房下方等，以腋窝最为常见。而小汗腺引起的臭汗症往往与多汗症伴发，常见于足跖和趾间部位，也是因细菌分解汗液产生臭味，亦称为足臭。

臭汗症患者应该怎么治疗呢？这要根据自身的病情（气味）程度和心理预期来决定。

气味比较轻的患者，无须治疗，只需勤沐浴，勤换衣物、袜子，穿宽松透气衣服，保持局部清洁干燥，少吃辛辣或刺激食物，如大蒜、洋葱、咖啡、辣椒等。到了夏天，可在腋下适当用喷雾类或走珠类止汗剂，也可用药皂洗腋窝（此时最好刮去腋毛）。

如果臭味明显（中重度患者）或个人特别在意，那么就需要到正规专业的公立医院进行治疗。腋臭的治疗分为非手术治疗和手术治疗，非手术治疗最常用的方法包括外用药物涂抹、注射肉毒毒素、激光治疗等。A 型肉毒毒素腋下局部注射可减少汗液分泌，尤其适用于青少年患者（因大汗腺没有完全发育，其他方法易复发），缺点是维持时间仅为 4~6 个月，需要重复注射。激光、微波、射频、电离子等技术方法治疗腋臭，是利用热效应高温损伤大汗腺，操作简便，可以控制出汗量，减轻臭味，但也有复发可能。

下篇　漫谈皮肤病热点

手术疗法是直接切除大汗腺，一劳永逸。手术方法由最初的腋下皮肤切除术后直接缝合，发展到目前的小切口微创手术等，具有复发率低、术后10天至2周左右创面即可完全愈合，且一般无牵拉感、腋下外观变化小等特点。此外还有皮下搔刮术、吸脂术等，复发率相对较高。

第十二章　美丽词典

一、化妆品：要美丽不要伤害

化妆品的历史几乎可追溯至人类存在之初。在原始社会，一些部落在祭祀活动时，会把动物油脂涂抹在皮肤上，使自己的肤色看起来健康而有光泽，这算是早期的护肤行为。中国古代也喜好用胭脂抹腮，用油脂滋润头发，衬托容颜的美丽和魅力。

现代化妆品种类繁多、性能各异，大致可分为洁肤类、护肤类、治疗类、粉饰类，均为各种原料经过调配加工而成的复配混合物。化妆品原料一般含基质、香料、防腐剂、色素、保湿剂、表面活性剂、水溶性高分子化合物、金属离子螯合剂等，部分还含化妆品用药物如珍珠、人参、黄芪等（化妆品中严禁添加抗生素、激素等）。正确使用化妆品，不仅能养护皮肤，还能提升生活质量。但化妆品选择及使用不当，也会带来无尽的烦恼，甚至遗憾终生。

1. 化妆品的选购

（1）应尽量选择大企业或知名品牌的化妆品，因为相对而言产品标准高，质量有保证，绝不能买无生产厂家和无商品标志的化妆品。

在网络上选购化妆品时，应选择可靠的大型网站，慎选不知名网店或微商、微店等。建议仔细查看产品的企业名称、生产许可证号、生产日期、有效期限、使用方法、注意事项等，可登录国家药品监督管理局"数据查询""化妆品"栏目查询产品的真实情况。同时要注意索要发票和购物凭证，保存好有效证据，以备维权。

线下购买化妆品则应尽量选择到证照齐全、有固定经营场所的商店、超市。特殊用途（如脱毛、祛斑等）化妆品建议到医院、药店等购买，并在医师或药师的指导下使用。

（2）应根据自己的皮肤类型选择适合自己的产品。例如，干性皮肤选择补水滋润的化妆品，油性皮肤选择清爽净透的化妆品。

（3）应根据年龄和性别选择化妆品。最好是选按对象分类的化妆品，如婴儿皮肤娇嫩，抵抗力弱，要求选用低刺激性原料；青少年皮肤处于发育期，皮肤状态不稳定，且极易长粉刺，须选用调理皮脂分泌作用的原料，配制弱油性化妆品；女士在20岁之前选择保护性的化妆品比较好，20～30岁选择有保护和滋润双重作用的化妆品，30岁之后就要选择延缓衰老、祛除皱纹之类的化妆品；男士应选男士专用化妆品，多采用无油配方，以免造成毛囊皮脂腺的阻塞而产生毛囊皮脂腺疾病。孕妇可以使用护肤品，但并非所有护肤品都可以用，一般来说，孕妇应尽量选择成分简单、不含防腐剂和香料的护肤品，或直接选购一些专业的孕妇护肤品。

（4）应根据肤色、季节、职业来选择化妆品。例如，肤色淡白的人，注意选用有防晒作用的化妆品；寒冷多风季节，宜选用润肤保湿力强的产品，夏天多汗则宜选用液体或粉类制剂等。

2. 化妆品皮肤病

化妆品皮肤病是指由使用化妆品引起的皮肤病变，如皮肤红斑、丘疹、脱屑及黏膜干燥、色素沉着、瘙痒或刺痛等。主要原因有两方面：一是化妆品本身质量不合格，发生变质；二是人们使用不当或是与身体的特异性素质（过敏性体质）有关。最常见的化妆品皮肤病是化妆品皮炎。此外，不洁或被污染的化妆品还可引起皮肤感染。动物实验发现，某些化妆品原料还可引起皮肤肿瘤。

（1）化妆品接触性皮炎：这是化妆品皮肤病的主要类型，由过敏反应或刺激引起，表现在初次使用某种化妆品后1周内发病，再次接触一般在数小时内就发病。轻者皮肤瘙痒，出现红斑、丘疹，重者出现红肿、水疱、溃破渗液等。大部分患者7～10天可逐步恢复，但染头发引起的接触性皮炎因染料附着在头发上不易洗去，过敏原未去除，病程较长。

（2）化妆品光感性皮炎：指使用化妆品后，暴露于光线下（日光照射）时发生的皮肤炎症性改变，多半见于脸颊和额部等暴露部位。这是化妆品中的光感物质引起的皮肤黏膜光毒反应或光变态反应。化妆品中的光感物质可见于防腐剂中的氯化酚、苯甲酸、桂皮酸，香料中的柠檬油、檀香油，以及唇膏中的荧光物质等成分。

（3）化妆品色素沉着或色素异常：接触化妆品后，有的成分可直接染色或刺激皮肤色素增生，在接触部位或其邻近部位发生色素异常，或在化妆品接触性皮炎、化妆品光感性皮炎的炎症消退后，局部遗留皮肤色素沉着或色素减退性改变。例如，使用护脸霜几个月后，面部逐渐出现淡褐色或褐色的密集斑点，以眼周和颧部多见；或在使用祛斑类的化妆品之后，不仅没有祛斑效果，反而使得皮肤又红又肿，红肿消退后出现色素加深或变浅的现象，甚至出现白癜风样的白色斑疹。

（4）化妆品痤疮：在使用化妆品1周至1个月后发病，表现为在使用部位出现粉刺，停用化妆品消退，再用则复发。一部分原先已有粉刺者，使用化妆品后加重，痤疮变成红色丘疹、脓疱甚至硬结。这也是戏剧演员和其他经常使用油墨者的职业病。

（5）化妆品口红病：在使用口红后出现口唇干燥、脱屑及粗糙改变，停用该口红则逐渐恢复正常。

（6）化妆品毛发损伤：表现为使用相关洗发、护发、染发产品后，头发发生发质改变和断裂、分叉、质地变脆、失去光泽，也可以发生不同程度的脱发。

（7）化妆品甲损伤：包括甲板损伤和甲周软组织损伤两种，表现为指甲质地变脆、失去光泽、甲板变形、软化剥离等，若不及时治疗可引起甲沟炎、灰指甲等。

（8）瘙痒：每次使用化妆品后就觉皮肤刺痒，但不起皮疹，清洗后刺痒即消失。这是化妆品皮肤病中相对较轻的反应。

3. 化妆品皮肤病的防治

（1）应选择稳定性好的化妆品品种。一般情况下尽量不用成分未知、过于小众（含非名牌的进口化妆品）、不知名厂家、"专栏广告"吹嘘的产品，因为个别不法奸商往往为了效果而添加对皮肤有害的违禁成分，如激素、超量的铅和汞等。例如，汞超标劣质产品的美白效果好、祛斑很快，但可破坏皮肤的正常生理结构，损害神经、消化和内分泌系统等。此外，还要注意不要经常更换不同品牌的化妆品，以减少过敏或其他不良反应的发生。

（2）使用新化妆品前，需要仔细阅读其使用说明，明白其使用方法和使用部位，不要颠倒使用次序，更不能张冠李戴。为减少不良反应的发生，建议（尤其是过敏体质者）使用前做皮肤斑贴试验（先将化妆品涂抹在手臂上，外盖玻璃纸和绷带胶布，24小时后解开并观察局部反应），但需要注意刺激性化妆品（如祛斑、除臭、脱毛类产品）不宜进行封闭式的斑贴试验。

（3）使用化妆品前须检查。若已过有效期，或有气泡、异味、颜色改变，出现霉斑、变稀或出水，说明化妆品可能被污染，不宜使用。使用完毕须密封以防氧化变质。不宜共用化妆品，以免引起交叉感染。

（4）不滥用化妆品，了解化妆品使用常识及禁忌。例如，洗澡、洁面后最好等半小时再化妆（护肤品除外），尽可能避免气味过于芬芳的化妆品，不宜化浓妆；晚上入睡前应全面清除面部化妆品，要多喝水；患口唇疱疹禁用口红，患睑缘炎禁用睫毛膏，面部有湿疹、严重痤疮等皮肤病时不用化妆品等。

（5）户外工作者除使用防晒霜及适量护肤品外，不宜化妆。因为某些化妆品在阳光中的紫外线的作用下，可能会产生光毒性反应，反而易造成色素沉着、破坏皮肤弹性和促进皱纹加深。

（6）如发生可疑化妆品所致皮肤病，尽可能确定病因，同时应立即停用可疑致病化妆品，以后也不宜尝试再用。一般轻的化妆品皮炎，停用化妆品几天后会自行消退。

（7）化妆品导致皮肤病时，应在皮肤科医生的指导下用药治疗，可内服抗过敏药物和维生素 C，局部可外涂炉甘石洗剂。对于痤疮患者，可以使用过氧化苯甲酰制剂和维 A 酸类药物进行治疗。其他如毛发、指（趾）甲的损害应及时对症处理。

二、不同肤质防晒指南

防晒可以说是老生常谈的话题了，毕竟"一白遮百丑"的道理显而易见。然而不少人会有这种困扰：我知道防晒很重要，但是防晒霜真的好难选，涂上要么油得刺眼，要么白得像面墙，要么搓泥脱妆成"大花猫"……其实，这些问题都是因为没有根据肤质找到适合自己的防晒霜。下面就来介绍该如何进行防晒。

1. 防晒防的到底是什么?

简单地说，防晒防的就是我们常说的紫外线。紫外线的分类有 UVA、UVB、UVC 三种。UVA 穿透力较强，破坏弹性纤维和胶原蛋白纤维，是将皮肤晒黑的罪魁祸首。UVB 的穿透力属于中等水平，长时间照射同样会导致皮肤被晒黑，并引起皮肤的红肿、脱皮。UVC 的穿透力最弱，属于短波灭菌紫外线。短波紫外线对人体的伤害很大，短时间照射即可灼伤皮肤，长期或高强度照射还会造成皮肤癌。

2. 防晒霜的 SPF 与 PA 是什么?

SPF 指的是防晒指数或防晒系数，是指延缓被晒红时间的倍数。它是根据皮肤的最低红斑剂量来确定的，SPF 后面的数值即代表能延缓被晒红时间的倍数，数值越大，防护的时间就越长，防晒效果也就越好。例如，皮肤在不涂防晒霜的情况下，在烈日下 10 分钟会被晒红，那么用了 SPF 30 的防晒霜后，在烈日下可延缓 30 倍即 300 分钟才被晒红。当然，实际上由于出汗、出油，有效防晒时间会短于理论数值。

而 PA 是针对 UVA 的防护等级，用于衡量延缓皮肤晒黑时间的倍数。PA+表示具有防护能力，PA++表示有相当程度的防护能力，PA+++表示有最佳防护能力。PA+延缓 2~4 倍被晒黑时间，PA++延缓 4~8 倍被晒黑时间，PA+++延缓 8 倍以上被晒黑时间。防晒工作没做好，不仅会被晒黑、晒伤，更严重的后果是加速衰老。即使每天出门都戴着口罩，也无法完全避免被晒黑，千万别低估了紫外线的穿透能力，真等到被晒黑、晒伤的那一刻，再想补救可能就已经晚了！

3. 不同肤质的人该如何进行防晒？

（1）油性皮肤：油性皮肤的皮脂腺活动旺盛、毛孔粗大、皮肤多油少水，选择防晒产品时要兼顾肌肤的控油需求。另外，紫外线会使油性肌肤变得表皮肥厚、角质层增厚、毛孔进一步扩大、油脂分泌更多，从而导致很多其他肌肤问题。

油性皮肤的防晒关键词就是清爽，因此清爽、无油配方、不黏腻、质地比较轻薄的防晒产品是油性皮肤的最佳选择。用清爽的防晒产品既能抵抗紫外线，又不会使皮肤变得更加油腻，避免了毛孔因过分出油而堵塞的问题。

（2）干性皮肤：干性皮肤的角质层偏薄，锁水能力弱，皮肤比较容易干燥。如果经常受到紫外线辐射，皮肤会更加干燥缺水，肌肤深处的锁水能力也会变弱。日晒时间长容易导致皮肤暗沉、色斑问题的出现。

干性皮肤的人宜选择霜状的物理防晒产品，尤其是含有滋润和保湿成分的，在防晒的同时能够给肌肤补充水分。另外，乳液质地的防晒产品也是不错的选择。使用防晒产品之前先做好保湿工作，调理好肌肤的水油平衡。此外，每天可以用化妆水来湿敷肌肤，搭配使用保湿喷雾，来提高肌肤的水润度。当皮肤的免疫力有所提高的时候，自然也就能够抵抗紫外线辐射所带来的伤害了。

（3）混合性皮肤：混合性皮肤是比较难护理的肤质，T 区角质层偏厚，油脂分泌旺盛，容易产生毛孔粗大、粉刺、黑头；U 区脸颊皮肤偏干燥，角质层偏薄，容易干燥缺水，形成色斑。同时，混合性皮肤还会随着季节的变化而转换皮肤情况。

混合性皮肤的人在选择防晒产品时，应以比较清爽的水剂型或无油防晒霜为主，也可挑选乳液状的物理防晒产品。这样能够尽量避免增加肌肤油脂含量，避免油脂大量堆积，同时能够为干燥的两颊补充水分，调节水油平衡，避免肤色因为紫外线辐射而不均匀，或者出现局部皮肤暗黄发黑的现象。

（4）敏感性皮肤：敏感性皮肤者面部尤其是脸颊的角质层偏薄，天然抵御能力弱，皮肤容易泛红、敏感，皮肤本身锁水能力差，角质层容易干燥缺水。敏感性皮肤抵抗不良外界因素的能力较其他类型皮肤弱，紫外线容易造成光敏感。

敏感性皮肤的人要特别注意防晒产品的成分，避免乙醇及其他刺激性的化学防晒成分与酸类。最好选择保湿温和的乳液状、含氧化锌和甘草酸钾、有消炎镇静舒缓作用、刺激性低，并且质地轻薄、易清洁的防晒产品。此外，物理防晒对于敏感性皮肤的人来说效果会更好，比如打遮阳伞以及戴口罩、遮阳帽、墨镜等。

（5）中性皮肤：中性皮肤是非常好护理的肤质，防晒也很容易，只需要涂抹普通的无刺激的防晒产品就可以，不用选 SPF、PA 太高的。同时，要做好保湿补水工作，因为中性皮肤一旦缺水会变得干燥，就容易滋生其他皮肤问题。

拓展阅读

防晒知识大考问

导读：夏天到了，我们的肌肤又要经受烈日的严酷考验，如何正确做好防晒？本次请来四位防晒界资深人士——小霜、依依、镜哥、珊姐，聊聊有关防晒的那些事儿。且看这四位嘉宾如何教大家非常有用的防晒知识。

扫码查看全文

三、春季护肤攻略

一年之计在于春，一年之"肌"在于春！春季护肤，不仅要针对自己的肤质，也需要贴合多变的气候。

忽冷忽热、日夜温差大、多变的天气，使我们肌肤的皮脂分泌时多时少，出现了不少皮肤问题，如干燥、脱皮、过敏。那么，春季如何做好护肤呢？

1. 春季护肤的关键三步

春季皮肤护理，既要保护肌肤，又要滋养防护。因此，每天的护肤流程至少需要做到这三步：清洁—保湿—防晒。在做护理的同时，不能给皮肤增加负担，或破坏皮肤屏障。做好基础护理，一般性的皮肤问题都可以得到预防或解决。

（1）清洁：清洁是保证皮肤细嫩光滑的第一步，选择清洁品时要根据自身的肤质来决定。

油性皮肤，因春季温度升高，油脂分泌增多。为将分泌的油脂清洗干净，如果皮肤耐受度良好，建议选择洁净力稍强的皂基类洗面奶，一方面能清除油脂，另一方面能调整肌肤的 pH；干性或者敏感性皮肤就应该选用温和不刺激的、微酸性的氨基酸类洁面产品，清洁后没有红肿、刺痛、干燥或脱屑等现象；混合性皮肤，参照肤质特点，U 区选择温和类的洁面产品，注意保持肌肤的水分平衡，油脂分泌多的 T 区可选择皂基类洗面奶；痘痘肌可选择有一定消炎效果、不含刺激性成分的产品，避免加重病情。

（2）保湿：春季多风干燥，保湿是重点，皮肤粗糙、出现皱纹、斑点等问题都和皮肤缺水干燥有关。保湿补水是护肤基础性的工作。如洗完脸后，肌肤紧绷，缺乏弹性，面色暗淡，说明保湿和补水工作没做好。在春季，补充足够的水分，可以调节皮肤的 pH，维持皮脂膜的稳定，保障皮肤生理功能的正常运转。选用产品时，补水成分应尽量简单，以确保作用明确且安全。在补水的同时，配合锁水保湿剂一起使用，效果会更好。此外，不要忽略夜间补水，睡觉时皮肤毛孔张开，此时做好保湿，其中的补水成分和营养物质可以得到吸收。平时要多喝水，适度补充水分。

（3）防晒：虽然阳光炙热的夏季还未到来，但别因为春季阳光不强就不做防晒。紫外线是皮肤老化的罪魁祸首，它会使黑色素增生，导致色素沉着，也会使皮肤变得粗糙。防晒是一年四季都要完善的工作，绝对不只是夏天要做的事儿。如果皮肤对紫外线过敏的话，那就更需要格外注意做好防晒工作。干性皮肤选用质地滋润并具有补水功效和抗氧化功能的防晒产品；油性皮肤选用渗透力较强的水剂型、无油配方的防晒产品，避免使用防晒油；敏感性皮肤，要谨慎选择防晒品牌，谨防过敏。相较于夏季，春季选择防晒产品时，如只是日常上下班途中使用，SPF 20、PA++的产品已经足够。

2. 春季护肤的两大误区

春季护肤，除了结合气候问题外，还需要考虑不同人群、不同肤质、不同年龄段用不同的护理方法，因人而异。不少人喜欢学明星、学网红，为了让皮肤展现更好的状态，每天使用昂贵的护肤品，往脸上涂抹多种护肤品，皮肤状态却没有变好，反而有变差的趋势。关于皮肤护理的误区，可以总结为两点：

（1）护理过当：不少人认为，要想护扶效果从量变达到质变，就要不断累积。为了达到多种效果或更好的效果，会一股脑儿地把多种护肤品一层一层地涂在脸上。美白的、防晒的、保湿的、补水的……天天敷面膜，甚至一天敷好几张，护肤品一层叠一层。事实上，这种"叠罗汉"式的护理对皮肤反而有害无利。这些做法并不会在短时间内让肌肤发生任何颠覆性的改善，反而还会因为一次涂太多护肤品、一天敷多次面膜给肌肤带来负担，使得肌肤因为不透气等因素产生各种问题，损害皮肤吸收、代谢功能。事实上，很多敏感性皮肤都是由护理过当，如过度清洗、过度清理角质等因素导致的。

（2）护理不当：过度的护理会诱发皮肤问题，错误的护理方式也会让皮肤越来越差。这也是不少人经常陷入的误区。要知道，有些人的皮肤很敏感，方法使用不当或是使用不适合的护肤品，就可能损伤皮肤，破坏皮肤屏障。有些护肤品本身具有刺激性，易对皮肤造成刺激，例如含有激素类成分或者重金属等的护肤品。有些人为了美白，喜欢使用果酸类护肤品，而这些护肤品会对皮肤造成敏感性刺激；有些人角质层薄，仍经常进行深层清洁，或使用美白或抗皱的护肤品，以致对皮肤产生刺激，甚至出现接触性荨麻疹、皮炎、痤疮等皮肤疾病。

春季皮肤护理，需要引起重视的问题有很多。首先要明确的是，护理需要采取科学的手段，避免误区；护肤需要一个过程，并不能一蹴而就。其次，春季过敏高发，还需要防过敏。再次，平时注意多补充水分、保证充足睡眠、适当运动等，这样才能保持皮肤水润，延缓衰老。最后，选择清洁、护肤品时也不是越贵越好、抹得越多越好，自己把握不好时，可及时咨询皮肤科医生。

第十三章 加速康复有方法

一、"忌口"与"发物"

长久以来,民间对食物就有"发物""忌口"的说法,这也是中医的重要内容。所谓"发"可以理解为"诱发、引发、助发",容易诱发某些旧疾或加重现有疾病的食物统称为"发物"。在传统医学中,"发物"禁忌在治疗皮肤疾患、肿瘤及手术后等情况下,以及饮食养生和饮食治疗方面具有重要意义。

(一)"发物"有没有科学依据?

现代医学研究对于"发物"如何起作用还没有找到确切、科学的依据,但有学者归纳认为其作用机制有三种可能。

1. 激素诱发

如狗肉、羊肉、猪头肉、公鸡、老鹅等动物食品中含有某些激素,煮熟之后激素成分仍存在,进食之后对人体某些功能如内分泌或血管、神经系统有激发或兴奋作用,诱发相关疾病。例如,糖皮质激素超过生理剂量时可以诱发感染扩散、溃疡出血、癫痫发作等,引起旧病复发。

2. 致敏引发

许多蛋白质食物如畜禽、海鲜等,以及某些蔬菜、水果,可能含有一定的生物活性物质,摄食后进入人体,尤其是在患病期间,可作为过敏原而引发变态反应性疾病。

3. 刺激促发

一些刺激性食物,如辣椒、葱、姜、韭、蒜、胡椒等,性味辛辣,对肠胃和机体有刺激性,对出血性疾病以及各种炎症如疮、疖、痈、肿等,有加重病势、促发炎症的作用。一些饮料如浓茶、咖啡、酒类,能使神经兴奋,对与神经系统相关的疾病(含某些皮肤病)往往有诱发作用。

(二)"发物"的类型

"发物"种类繁多,不胜枚举,且见仁见智,说法不同。中医将"发物"分类为发热之物(如羊肉、姜)、动气之物(如比目鱼、春芥)、助湿之物（如海鲜、羊脂）、动血之物（如辣椒、桂圆）、积寒之物（如蚌螺、鲜柿）、发风之物（如虾蟹、鹅）等。根据民间习俗和一些医学文献资料，常见的"发物"如下所列。

（1）蔬菜类：香椿头、芸薹、芫荽、芥菜、菠菜、豆芽、莴苣、茄子、茭白、韭菜、竹笋、南瓜、慈姑、香蕈、蘑菇等。

（2）水果类：桃子、银杏、芒果、杏子、李子、杨梅、樱桃、荔枝、甜瓜等。

（3）肉蛋类：猪头肉、驴肉、獐肉、牛肉、羊肉、狗肉、鸡肉、鸡蛋、鹅肉、鹅蛋、鸭蛋、野禽肉等。

（4）水产类：鲤鱼、鲢鱼、鳟鱼、鲚鱼、鲍鱼、白鱼、黄鱼、乌贼、鲳鱼、鲫鱼、鲈鱼、鲟鱼、鲩鱼、章鱼、比目鱼、黄鳝、蚌、蚬、鲦鱼、带鱼、鳙鱼、虾、蟹等。

（5）调料类：葱、椒、姜、蒜等辛辣刺激性调味品，以及菜油、黄大豆、豆腐、豆腐乳、糟、酒酿、白酒等。

有时还将荤腥膻臊之类食品一概视为"发物"，特别是对患有慢性湿疹、皮炎之类的患者以及过敏性疾病患者。

（三）正确看待"发物"

"发物"多为日常生活中随处可见的食物，它们对于正常人而言，不能算"发物"，只有对患相关疾病的人或特殊体质的人，或食用过量时才能算"发物"。简单地说，就是患病期间，那些东西不宜吃或少吃为好。

"发物"是相对的，不是绝对的。例如，手术后患者常被叮嘱忌口的不少海鲜类被归结为"发物"，主要原因就是海鲜易过敏。而对于确认海鲜不过敏的人来讲，手术后食用海鲜是没有问题的，海鲜所含的高蛋白也是人体伤口修复必需的。还有些人认为，菌类中的香菇、蘑菇、木耳等为"发物"，肿瘤患者不宜食用，而目前医学科学证明，上述食品中含丰富的多糖类，对提高机体的细胞免疫功能有效，可抑制癌细胞，目前已有此类药品如香菇多糖、茯苓多糖等。至于像辣椒、大蒜等具有辛辣刺激性的食物，本身也是因人而异的。术后患者、皮肤病患者如身体承受能力差，或者睡眠不好、肠胃不适等，食用辣椒等辛辣刺激性食物可能会影响消化系统的功能。

一方面，"发物"是否诱发或加重疾病，因人、因体质、因时节、因地域而异，所以在现实生活中应理性看待；另一方面，虽然"发物"和忌口并不是治疗中最重要的因素，但对于疾病治疗顺利和疗程仍有一定的影响，科学忌口可以为治疗的顺利完成助力，多了解"发物"和忌口的知识，能够避免很多由饮食不当引起的不良后果。

二、皮肤病物理治疗及术后注意事项

物理疗法是指利用各种物理因子，如光、电、热、低温等来治疗疾病的方法。皮肤位于体表，用物理疗法治疗多种皮肤病或进行医学美容，均可获得较好疗效。

（一）常见物理疗法

1. 电疗法

电解术是利用直流电在体内引起化学变化，于阴极附近组织中产生氢氧化钠从而达到破坏病理组织的目的，是用电解针对较小的皮损进行破坏，一般用于毛细血管扩张、脱毛和蜘蛛痣等。

电烙术是指用电热丝对皮损进行烧灼破坏，适用于各种疣和较小的良性肿瘤。

电干燥术也称为电灼术，使用较高电压、较小电流的高频电源对病变组织进行烧灼破坏，用于较小的表浅性损害如寻常疣、化脓性肉芽肿等。

电凝固术则采用比电干燥术电压低、电流强度大的高频电源，可使较大、较深的病变组织发生凝固性坏死，适用于稍大的良性肿瘤或增生物。

电离子透入疗法利用直流电的电场作用将带有电荷的药物导入皮肤，是同时具有直流电和药物双重作用的治疗方法，可用于治疗手足多汗症、慢性溃疡、局部麻醉等，目前已成为护肤美容的重要手段。

2. 光疗法

红外线治疗主要产生热效应，有扩张血管、改善局部血液循环和营养、促进炎症消退、加速组织修复等作用，适用于冻疮、皮肤感染、慢性皮肤溃疡、硬皮病等。

紫外线治疗一般用中波紫外线（UVB）和长波紫外线（UVA），其效应有加速血液循环、促进合成维生素D、镇痛止痒、促进色素形成和上皮再生，此外还有免疫抑制作用，适用于银屑病、白癜风、斑秃、痤疮、毛囊炎、疖病等。照射时需要注意对眼睛进行防护，以免损伤眼睛。

光化学疗法是内服或外用光敏剂以加强紫外线治疗皮肤病效果的方法，可应用于治疗银屑病、白癜风、蕈样肉芽肿、斑秃、异位性皮炎、掌跖脓疱病、手部湿疹等。但长期应用有致皮肤老化、皮肤癌的可能。

光动力疗法则是一种联合应用光敏剂及相应光源，通过在病变组织聚集后照射,选择性破坏病变组织的技术,可用于治疗尖锐湿疣、血管畸形、寻常痤疮、癌前期皮肤病和皮肤恶性肿瘤等。

激光治疗发展迅速,近年来不断有新的激光治疗或激光美容技术开发成功。激光有热效应、压强作用、电磁场作用及光化学反应等,在皮肤性病科可用于激光手术、激光理疗、激光动力学疗法等。近年来的选择性激光技术如Q开关激光、氩离子激光、强脉冲光、铜蒸气激光、长脉冲红宝石激光等,可使热能仅作用于靶组织,而不引起周围组织损伤,可用于皮肤血管性损害、色素性损害治疗,脱毛,去除疣、各种肿物等。各种激光治疗时同样需要注意保护好眼睛。

光子嫩肤技术是一种使用强脉冲光子技术的疗法,可消除细小皱纹,去除毛细血管扩张、色素斑,并能刺激皮下胶原蛋白增生,是目前肌肤日常保养护理的最佳选择之一。其中,Ⅰ型光子嫩肤技术适用于治疗光损伤,如日光损伤、色素沉着、雀斑、良性血管病变、皮肤异色症及其他治疗术产生的红斑等;Ⅱ型光子嫩肤技术适合于治疗涉及真皮变化的皮肤损伤,如毛孔粗大、弹性组织变性和皱纹。

3. 微波疗法

微波在人体内产生的热量分布均匀,即使在皮肤深部的病变组织内也可产生较强的热效应以及生物效应,具有剂量准确、操作方便等优点,适用于各种疣、皮赘、血管瘤、淋巴管瘤、汗管瘤等的治疗。

4. 冷冻疗法

冷冻疗法是使用制冷剂产生低温使病变组织坏死而达到治疗目的。冷冻剂有液氮(零下196 ℃)和干冰(零下70 ℃)。可选择不同形状和大小的冷冻头进行接触式冷冻或喷射式冷冻。冷冻后局部发白、肿胀,1~2天内起水疱,然后干燥结痂,约10~14天脱痂而愈,留有色素沉着斑或色素减退斑,时间长后可自然消退。冷冻疗法适用于各种疣、化脓性肉芽肿、结节性痒疹、瘢痕疙瘩、表浅良性肿瘤等。

5. 水疗法

水疗是利用水的温热和清洁作用,结合加入水中药物的药效来治疗皮肤病。皮肤科常用的水浴有温泉浴、淀粉浴、人工海水浴、高锰酸钾浴、补骨脂素浴及各种中药浴,适用于银屑病、慢性湿疹、瘙痒症、红皮病等。目前多采用浴缸,主要以麦饭石和高锰酸钾浴为主。

(二)物理治疗术后注意事项

(1)穿着衣裤不宜过紧,应穿宽松的全棉内衣裤,不但能保护创面,而且能减少摩擦形成的创面破溃，而透气性好有利于创面愈合。

（2）治疗部位宜清洁、干燥，创面在 3~7 天内尽量不接触水，少出汗，保持局部皮肤干燥，可适量涂抹抗生素药膏，防止感染。要让结痂自然脱落，不能用手抓、撕或用力擦洗等。

（3）治疗后都会出现不同程度的疼痛，一般均可以忍受，1~2 天后消失，无须特殊处理。必要时可复诊、服用止痛药。

（4）如果一次治疗未愈，例如手足部位较大、较深的疣体等，应在痂皮脱落后及时复诊（一般在 2 周左右），尽量不要延误时间，必要时行再次治疗，以免影响治疗效果。

（5）治疗后局部可能出现水肿或水疱，有时甚至有血疱发生，这是治疗后的反应。疱液过多时可在局部消毒后用无菌注射器抽出或穿破，但不要撕掉水疱疱壁，然后外涂抗菌药物，以防感染发生。

（6）治疗后 1~2 天内，创面周围皮肤出现轻度潮红、水肿是正常的皮肤光敏反应，一般不需特别处理。但程度严重者应及时就医，以免延误治疗。

（7）部分患者治疗后，局部可出现色素沉着或色素脱失，或者皮损中央为色素脱失，周围为色素沉着。在接受治疗后应注意遮光防晒，尤其是颜面部脱痂后，同时还应避免热水烫洗、搔抓等物理刺激，避免加重局部色素沉着。

（8）自行水浴治疗时需要注意，如出现胸闷、头昏等症状，应立即停止水浴治疗，以免晕倒，并告知医生采取相应措施；年老体弱和严重心脑疾病者，不宜用热水浴；药物治疗后，不宜用清水冲洗，以延长药物作用时间；不同种类的水浴治疗时间长短不一，应按照医嘱治疗，不宜自行延长时间。

（9）如果治疗过深或继发感染，个别患者可能出现延迟性水肿、血疱、渗出、出血、创面不愈合、慢性溃疡、肥厚瘢痕等，应尽早复诊，早期积极对症治疗，避免留下瘢痕或色素沉着。在面部治疗后，更应注意。

（10）治疗期间禁烟酒及辛辣刺激的食物，放松情绪，保持乐观心态，注意休息，同时增加营养，适当进行体育锻炼，有利于疾病的康复。

三、治疗皮肤病须从"心"开始

皮肤暴露在外界环境中，是身体免疫系统的第一道屏障。但大家可能有所不知的是，皮肤也是一个能"表达情绪"的器官。皮肤与情绪、心理关系密切，相互影响。一方面，心理、精神因素可引起、诱发或加重皮肤疾病，这在"心身疾病"领域已确认，例如痤疮、斑秃、银屑病、神经性皮炎、脂溢性皮炎、湿疹、慢性荨麻疹、皮肤瘙痒症、玫瑰痤疮（酒糟鼻）、特应性皮炎、多汗症和扁平苔藓等。另一方面，皮肤病也可引起各种心理、精神问题，程度轻则焦虑，重可致自杀。例如，国内外研究表明很多痤疮患者常有明显心理问题或障碍，表现为焦虑、抑郁、缺乏自信和社交恐惧等。

1. 不良情绪与皮肤病

（1）银屑病就是典型的心身性皮肤病。情绪刺激是银屑病被诱发和加重的重要因素。曾有研究提示：多数银屑病患者为 A 型性格，他们往往好胜争强，缺乏耐心；60%～80%的银屑病患者有中等以上的焦虑和压抑感；40%以上的银屑病患者在发病前有失眠、工作压力大等情绪因素和精神紧张史。临床资料还证明，长期睡眠不足的银屑病患者，病情容易加重；而保持乐观向上心态的银屑病患者，其预后明显好于悲观失望者，提示积极向上的心态和药物治疗一样重要。

（2）神经性皮炎患者在发病前 1 年内往往有不同程度的精神刺激，如家庭成员矛盾、经济问题、工作学习压力等，有些病例甚至只需第二信号（抽象刺激如语言文字）的暗示即可引起瘙痒。如患者的头晕、失眠、烦躁易怒、焦虑不安等神经症状得到改善，神经性皮炎症状也有可能随之好转。因此有医生认为，在治疗神经性皮炎上，避免情绪激动和精神刺激比使用药物更重要。

（3）斑秃也是受情绪影响明显的皮肤病。不少病例发病前有精神创伤，或存在严重焦虑、悲伤、精神紧张和过度劳累、睡眠不足等现象。例如，有的司机发生交通肇事、学生考试紧张熬夜复习后出现斑秃。

（4）在白癜风临床病例中，由精神因素诱发的病例占到 35%左右。有的是精神受到过度刺激，有的是精神过度紧张，还有的是思想过分压抑。例如，有因失业下岗而失去家庭主要经济来源，夫妻俩突然同时得白癜风的案例。

（5）黄褐斑好发于女性，这可能与部分女性情绪不稳定、容易激动、易紧张、多愁善感有密切关系。而黄褐斑有碍美观，会造成心理负担，从而形成恶性循环。美国医生曾对 5 000 名脸上长黄褐斑的女性进行研究，发现当她们处在情绪的低谷时，任何祛斑药物效果都不明显，而当她们心情舒畅、人际关系得到改善时，面部的斑就消退得快一些，甚至可以不治自愈。

（6）寻常性痤疮的病程与情绪关系密切，亦属于心身疾病中的一种。有学者研究调查，痤疮患者的个性特征多为外向或倾向外向不稳定型，患病时的情绪反应多数较强烈。从生活史调查中可发现，患者往往在发怒时皮脂腺分泌过多，懊悔时皮脂腺闭塞，从而导致皮肤炎症，甚至因搔抓而遗留瘢痕。由于痤疮本身病程长，愈合慢，又好发于颜面部等重要外貌特征上，导致痤疮患者整天对镜发愁，忧心忡忡，更加加重病情。

（7）有一种荨麻疹常常会因情绪紧张而出现，医学上称之为"胆碱能性荨麻疹"。在情绪激动时，会出现凸出于皮肤表面的一个个自觉剧痒、麻刺感或烧灼感的红色或白色风团；在情绪平静后，可在1个小时内消退。当有些慢性荨麻疹患者情绪紧张和烦躁时，浑身就会又痒又疼。该类疾病在治疗时，配合情绪疗法非常重要。

（8）还有些精神性皮肤病，如拔毛癖（喜欢或无缘无故、不可抑制地拔掉自己生长正常的头发）、性病恐惧症（分为无病自恐和病后恐惧两类）、寄生虫妄想症或螨恐惧症（患者常企图去除虫害而反复刺激皮肤，造成表皮剥脱、溃疡等损害）、咬甲癖、剔甲癖、人为性皮炎（人工皮炎）等。要想有好的疗效，除了用止痒药、对局部皮损进行修复外，还必须使用精神类药物，并定期进行精神心理治疗和行为指导。

2. 健康皮肤从"心"开始

据2016年第2期《人民军医》杂志报道，有皮肤科医生对某院门诊就诊的某体系人员3 927例皮肤病进行查询和统计，发现罹患心身性皮肤病的有1 870例（居前4位的为神经性皮炎、湿疹、痤疮、荨麻疹），总患病率占就诊人员的47.6%，明显高于其他群体。分析认为训练任务重、强度大，心理压力大，紧张焦虑等情况所致的高应激状态是主要原因，建议通过配备专业心理医师以积极的途径缓解或释放压力，以有效地降低各种心身性皮肤病的发病率。

皮肤病的发生与发展往往都与人的情绪剧烈变化有关。因此，如果得了皮肤病，别忘了想想最近是否精神紧张、情绪不稳定、睡眠不足。当皮肤病久治不愈时，不妨从心理卫生的角度再去寻找反复发作的病因。而治疗皮肤病时，不仅要找皮肤科的医生进行药物治疗，还应有适当的心理辅导，解开长期郁积心头的疙瘩，转移或发泄自己的情绪，以减轻心理压力，使机体的神经功能和内分泌系统正常运行。

在平时生活中，建议调整心态，保持心理平衡，稳定情绪和放松心情；

当发生皮肤病特别是在颜面部时，尽快就医，安全和合理用药以缩短疗程，减少因病带来的不良情绪；劳逸结合，张弛有度，并调整作息时间，保证夜间充足睡眠和午休半小时；加强自制力，勿沉浸于娱乐节目及网络游戏；保证在摄入优质蛋白质的同时，饮食相对素淡，并且适当地加强体育锻炼，以增强体质，使皮肤病尽早康复。

第十四章 "此处危险"不得不防

一、旅游出差时如何预防性病？

不管是旅游还是出差，住酒店是最重要的环节之一。关于酒店，大家都无法绕开一个重点问题即卫生状况。看起来光鲜整洁的酒店之中有没有暗藏着看不出来的"脏"？旅游出差期间完全做到洁身自好，但住酒店有没有可能染上皮肤病甚至性病？会不会"躺着也中枪"？这成了许多人很关心的问题。

1. 旅游出差时感染性病的风险

曾有报道，福建李先生带着一家六口去上海旅游，为了让老人、孩子住得舒服，李先生特意预订了高级套房。李先生回忆说："套房浴室里的浴缸刷得洁白雪亮，床单散发着清香。"于是，孩子在浴缸里打水仗，大人也喜欢泡澡放松。旅游期间，一家人都没有感到异常。回家3周后的一天，3岁的儿子突然间用手挠"小鸡鸡"，还喊疼，李先生发现，儿子的"小鸡鸡"上有一些不太明显的小疙瘩。2天后，李先生及其妻子、父母和妹妹都出现了类似痒、疼的症状。一家人连忙到医院就诊。经医生诊断，李先生一家人得的是一种名叫"尖锐湿疣"的性病。全家六人无一幸免。

当然，上述一家人同时患上性病也有可能是由酒店住宿外的其他途径引起的（如假设某家庭成员有不愿公开承认的不洁性接触史，再通过密切接触感染其他家人等），但也不能完全排除是旅游期间使用酒店的浴缸和床单而感染上的。尖锐湿疣的潜伏期为2周至8个月，也是符合的。如高级套房床单等用品上沾染尖锐湿疣患者的体液，又遇上宾馆的所谓"节能减耗"或服务员偷懒，宾馆床上用品及卫浴用品更换不到位、外包洗涤消毒偷工减料等情况，就存在间接接触感染的可能。

2. 旅游出差时预防性病措施

目前只有针对HPV的疫苗，可在某种程度上预防尖锐湿疣。对于其他的性传播疾病，尚无有效的疫苗，因此性病预防重在个人防护。

据统计，90%以上的性病是通过性交方式直接接触而传染的，另外还可通过血液传播（如输血、被污染针头刺伤等）、间接接触传播等。其中，间接接触传染性病的概率很低，几乎不到5%。如经常出差在外，接触到不干净的床单、毛巾，确实有得性病的可能，不过概率还是很低的，不要太过担心。一般而言，只有在接触者皮肤黏膜破损（可能肉眼不可见）、病菌数量足够多、接触者自身免疫力降低三个条件同时满足的情况下，才有造成感染的可能性。

虽然对于性病无须草木皆兵，不必有洁癖倾向，但也要认识到，性病比想象中更常见。目前已有数量庞大的性病人群，还是尽量保护好自己，适当采取卫生防护措施，减少被淋病、尖锐湿疣、非淋菌性尿道炎、阴虱等性病间接接触感染的机会。

（1）旅游出差前了解一些性病知识，对病原体的入侵途径、方式及其后果有初步的认识，增强防范意识。

（2）尽量选择卫生条件较好的酒店，按经济条件量力而行，不要只图省钱而去那些卫生条件极差的酒店。但即使是高标准的五星级酒店，也常曝出"打扫卫生竟然是用一块布从马桶一直抹到玻璃口杯"的新闻。换句话说，如果一个患有性病的人住过这个房间，就很可能被一块抹布"清洁"得到处都是病菌。此外，酒店消毒过后的床单、毛巾等，如碱、氯超标，接触皮肤后也很容易破坏皮肤的免疫屏障。所以出门在外始终需要有个人卫生防护意识。

（3）要洁身自爱。应思想坚定，不寻花问柳，更不被色情引诱，不为花言巧语所动。即便是没有直接性行为的接触，如相互抚摸生殖器等，在性病传染途径里亦属高危的间接接触。

（4）在旅馆洗澡尽量选择淋浴。要避免可能交叉感染的盆浴或浸泡于浴缸内，建议不穿酒店内的浴衣。在澡堂洗澡也最好淋浴，避免使用公共浴巾、盖巾，自己的衣物建议装进自带的塑料袋或布袋里，不要将衣服（尤其是内衣、内裤）与别人的混放在一起。不要赤身裸体地坐在桑拿房的木条上（可自带浴巾垫在下面），勿使用桑拿屋提供的非一次性内裤及毛巾。

（5）在酒店宾馆的游泳池游泳时也需要注意，只到卫生消毒条件较好的游泳池去游泳。不要穿湿泳衣到处乱坐，不要借用或租用游泳衣。游泳后洗一次澡，并且最好解一次小便冲走可能的病原体。

（6）入住酒店时，洗漱用具尽量自备，尤其是漱口杯。洗脸宜在水龙头下用流水冲洗，如必须用公共脸盆，建议先用肥皂把脸盆洗干净，或者先用开水烫一下再用。尽量自备毛巾，或者尽量不用酒店的毛巾擦下半身。每次使用毛巾后要尽量拧干、晾干后再存放。应使用一次性拖鞋。

（7）在酒店不要裸睡或只穿内裤睡觉，应当穿上一套宽长的睡衣，也尽量不要趴着睡，减少身体敏感部位跟床单、被套的接触。如有必要也可自带床单。在使用前可查看下枕套、被套、床单等，如上面有毛发、皮屑、精斑等未洗净、未更换的痕迹，必须请服务员立即更换。

（8）房间内要经常开窗换气、保持清洁干燥。因为酒店内有空调，常门窗紧闭，气温恒定，室内空气得不到流通，十分适合某些病毒或细菌生长繁殖，所以应适时打开门窗通气，特别是夜间就寝前和早晨起床后，开窗通气 20 分钟左右使空气对流，以保持室内空气的清洁。

（9）对于"马桶会传染性病"的说法，一直是存在争议的。总的来说，公共马桶传染性病的概率很低，没必要"踩在坐便器上"如厕，但自我保护意识必不可少。对于有绒布坐垫套、潮湿、不清洁、有污渍甚至血渍的公共马桶，有条件时应敬而远之；应该养成便前、便后彻底洗手的好习惯，在酒店卫生间不要到处乱摸，保证手部清洁，因为如果用被污染的手揉眼睛，那么眼睛也可能会患淋病；可以在上酒店卫生间时用纸巾将马桶垫圈擦拭或铺垫一下，或者使用前先冲一次水并用热水冲刷、清洗马桶圈，如果条件允许，可以使用一次性的马桶坐垫纸。

（10）旅游或出差归来，应做一次彻底大清洁。个人应用洗发水洗头，用香皂、沐浴乳等洗澡。出差穿着的全部内、外衣要清洗、日晒，必要时热水烫或煮沸 10 分钟。

（11）旅游或出差归来，如发现可疑的性病症状，应及时到正规公立医院做进一步的性病诊治，长在生殖器部位的病变不一定是性病，避免被有意或无意误诊性病或过度医疗，造成更大的伤害。

二、警惕皮肤恶性肿瘤早期表现

皮肤肿瘤分为良性及恶性两大类，前者包括色素痣、血管瘤、瘢痕疙瘩、脂溢性角化病、皮赘等，后者包括恶性黑色素瘤、鳞状细胞癌、基底细胞癌、鲍恩病（Bowen disease）等。组织从正常到发生癌变的中间阶段称为癌前期病变，此时的病变也需要警惕。例如，日光性角化病与老年人在日光下暴晒有关。

皮肤良性肿瘤十分常见，通常不发生转移，不易恶变，一般不影响健康。但色素痣等在反复摩擦的刺激下可能会发生恶变，从而威胁生命。

皮肤恶性肿瘤即皮肤癌，多数发展缓慢，如最常见的基底细胞癌有时会发展十几年。但恶性黑色素瘤转移发生早，死亡率高，是对人类生命威胁最大的恶性肿瘤之一，早期诊断、早期治疗非常重要。

皮肤癌的诱发因素包括：阳光（紫外线）过度照射；化学性致癌物质，如砷、沥青和煤焦油；慢性溃疡，如慢性腿部溃疡、烧伤瘢痕、皮肤结核等；遗传性疾病，如着色性干皮病；放射线照射；免疫抑制等。在日常生活中，除应尽量避免接触上述可能诱发皮肤癌的外界因素外，还应早期警惕和发现皮肤癌，及时诊疗。那么哪些可能是皮肤恶性肿瘤的早期表现呢？

（1）皮肤表面出现经久不消或逐渐增大的肿块、经久不愈的溃疡，或只需轻微刺激就会出血等，均是皮肤恶性肿瘤早期最显著的病症。

（2）结痂状况：如果皮肤无缘无故结痂，特别是结痂之后长期不消失，要引起高度注意。这也属于皮肤恶性肿瘤的早期表现。

（3）在指（趾）甲、甲床、脚心、手心或者身体的其他部位，发现黑色的斑片或者斑块。

（4）发生在女性的单侧乳头、乳晕及其周围的湿疹样皮肤改变（小疙瘩或斑片样），有瘙痒、烧灼感，颜色发红或者有渗液、出血、结痂或角化脱屑，严重时可形成溃疡，有可能为乳腺湿疹样癌。

（5）皮肤表面的增生物在短期内颜色加深或变浅、迅速增大、脱毛、瘙痒、渗液和溃烂等，特别是在足底、足趾等经常发生摩擦的部位。

（6）皮肤表面的黑痣有以下任一表现者：外形出现不对称变化，如痣的左右两部分不对称；痣边缘出现不规则形状或凹凸不平；痣的颜色有异样，要么特别黑，要么颜色不均匀，甚至可出现蓝、灰、白、红等；痣比较大，如直径超过6毫米；痣的颜色、形状、大小一直在发生变化，或者痣逐渐扩大、突起；颜色较深的痣的周围出现瘙痒症状；在痣的周围出现皮肤损伤，甚至出现久治不愈的糜烂、溃疡伤口；有出血的倾向。

（7）中老年人发现下列情况：突然出现生长迅速的"老年斑"；长出"新痣"；皮肤上出现无痛性结节，质地较硬，边缘隆起，久治不愈等。此时也要注意恶性肿瘤的可能。

（8）暴露于阳光的部位，诸如头、颈、手背、胸、背部等，出现突出生长物，粗糙不平，且长久不消失。

（9）如果皮肤出现某些不寻常现象，如某点发亮，闪耀如珍珠，可见微血管；皮损边缘参差不齐，呈锯齿状改变等。

需要说明的是，皮肤出现上述变化并不一定预示着皮肤恶性肿瘤，但如果上述症状较为明显，或者持续超过2周的话，需要及时至正规医院做进一步检查诊断。无须等到这些部位疼痛才去就诊，因为皮肤癌早期一般自觉症状不明显。

三、认识药疹及其防治

1. 什么是药疹？

药疹又称药物性皮炎，是药物通过口服、外用和注射等途径进入人体而引起皮肤黏膜损害的不良反应，其实就是药物过敏反应。几乎所有药物都有可能引起药疹，甚至包括专门治疗过敏性疾病的抗过敏药如氯苯那敏等。

近年来随着新药不断面市、用药人群不断增多及滥用药物愈演愈烈，药疹发生率不断提高，严重者危及生命。

药疹于患者第一次接触药物后4~20天（一般潜伏期为7~10天）发病，之后已致敏者如再接触该药，则在几分钟至24小时内迅速发病。药疹的疹型多种多样，有很多种表现，如固定性斑疹、荨麻疹、麻疹样、湿疹、紫癜、多形红斑、大疱性表皮松解、剥脱性皮炎、痤疮、药物超敏反应综合征等，还有黄褐斑、皮肤色素沉着、光敏型、系统性红斑狼疮样、扁平苔藓样等其他形态药疹。临床上将病情严重、死亡率高的重症多形红斑型药疹、大疱性表皮松解型药疹、剥脱性皮炎药疹（首次发病潜伏期多在20天以上）和药物超敏反应综合征称为重型药疹。

怎样判断一种药物不良反应是不是药疹呢？一般应有明确的用药史及潜伏期，起病突然，皮肤发红、发痒并呈对称分布，先从面颈部开始，依次波及上肢、躯干和下肢，可伴有畏寒、发热、全身不适等症状。须排除其他具有类似皮疹的皮肤病或传染病等。一般来说，药疹皮损的颜色较类似皮肤病更为鲜艳，瘙痒更为明显，且停用致敏药物后较快好转。如患者服用两种以上药物时，准确判断致敏药物将较为困难。

2. 容易引起药疹的药物

任何一种药物在一定条件下都有引起药疹的可能，但不同种类药物致病的危险性不同，如阿莫西林、氨苄西林比头孢类更易引起药疹。静脉注射引起药物不良反应的概率较口服成倍提高，而且更容易导致严重的不良反应。

容易引起药疹的药物有以下几种。

（1）抗生素：青霉素类多见，还有磺胺类、头孢菌素类、四环素、庆大霉素、氯霉素等。

（2）解热镇痛药：如阿司匹林、对乙酰氨基酚、安乃近、去痛片、吲哚美辛等。

（3）镇静催眠药及抗癫痫药：氯丙嗪、苯巴比妥、苯妥英钠、卡马西平、甲丙氨酯等。

（4）异种血清制剂及疫苗：如蛇毒血清、破伤风抗毒素、狂犬病疫苗等。

（5）各种生物制剂：如抗痛风药物、抗甲状腺药物和吩噻嗪类药物等。

（6）中药：包括草药、中成药及注射液。草药中的常见虫类药物包括蛇、蜈蚣、蝉蜕等，以及鹿茸、当归、板蓝根等；中成药及注射液如双黄连、三七、鱼腥草制剂、银翘片、六神丸、牛黄解毒片、洁尔阴洗液等。

3. 药疹认识的五个误区

（1）用药后出现的皮疹就是药疹。

许多发疹性传染病如水痘等，常先引发发热等全身症状，这时患者往往会用药治疗，此时随着病情发展的自然规律，数天后会出现皮疹，不要盲目给它套上"药疹"的帽子，以免影响正常治疗。

（2）药疹都是"小毛病"，停药后会马上自行消退，无须就诊。

药疹的确具有自限性，但病情可轻可重，大疱性表皮松解型药疹死亡率达10%~50%，病程多为2天~2周；湿疹型药疹病程常在1个月以上，剥脱性皮炎型药疹可迁延数月以上。

（3）中药起效慢，但是安全，不会引起药疹。

中药口服可引起药疹，而静脉注射类中成药更易导致严重的药物不良反应，如鱼腥草注射液致人死亡事件频发就是典型案例。此外，中药复方制剂如"珍菊降压片""消渴丸""维C银翘片""某某感冒灵"等常用药的主要成分事实上还是西药。

（4）为防止药疹，用药剂量小会更安全。

药疹及病情轻重与药物的剂量无关，高敏状态下即使极小剂量的药物也可致严重的药疹。所以还是要根据病情及既往病史合理用药。

（5）皮试阴性就一定不会引起药疹。

皮试对预测过敏性休克等速发型过敏反应有一定意义，但仍存在假阳性和假阴性的可能，皮试阴性的患者完全有可能出现药物性皮炎。例如，破抗皮试阴性者有可能在1周后出现迟发性过敏反应。同时，对于高敏患者，皮试本身就具有一定危险性，所以在皮试前要做好相应急救防范措施。

4. 预防和治疗

由于药疹为药源性疾病，预防尤为重要。预防的关键在于不滥用药物，不随意用药，尽量减少用药品种，不用过期药物。

应避免再次使用致敏药。就诊时主动向医师提供既往药物过敏史，尽量避免再次用此类药物或与其结构相似的药物，以免交叉过敏。

注意药疹的前驱症状。一旦在用药期间出现伴瘙痒明显、色泽鲜艳或部位较固定的皮疹，或其他原因不明的红斑、丘疹、风团或全身瘙痒，以及发热、胸闷、气喘、全身不适等症状，应及时停用可疑药物（如正在服用的抗生素或解热镇痛药及复方制剂等），同时应及时就诊，避免严重反应的发生。

用药前应严格执行操作规程，对青霉素、链霉素、血清制剂、普鲁卡因等药物应做皮试，并且准备好一切急救所必备的药品及措施。

一旦发生药疹，首先应停用一切可疑的致敏药物。如果皮疹面积大或伴有全身症状，应及时就医，不可耽搁。多饮水，加速药物的排泄，同时在医师的指导下明确致敏药物并采取相应的治疗。轻症者给予抗组胺药物、维生素 C 及钙剂，局部止痒，吸附糜烂面，保持清洁；重症者加用糖皮质激素，同时注意预防和控制继发感染，补液和维持电解质平衡；伴黏膜损坏者要积极保护黏膜如眼结膜和小儿包皮，以防止粘连、狭窄等。对重型药疹，以及伴有腹痛或休克的荨麻疹型药疹则必须住院治疗。

四、冷眼看待皮肤病医疗广告

1. 慧眼识陷阱

皮肤病种类繁多，且部分疾患非常顽固、持久难愈；同时很多皮肤病严重影响外貌，对患者的心理造成不小的负面影响。但治疗皮肤病的医疗广告形式众多且良莠不齐，许多虚假医疗广告正是抓住了患者"快速求好"的心态和"病急乱投医"的急切和盲目心理，多有以下特征。

（1）"根治""无效退款"等关键词：含有"快速""疗效最佳""药到病除""根治""根除""治愈""不反弹""愈后不复发""安全预防""断根疗法""根治秘诀""安全无副作用""最新技术""先进科学""国家级新药""医学奇迹"等绝对化词语；含有"无效退款""保险公司保险""纯中药治疗""无毒副作用""服用1个或几个疗程即可彻底治愈"等承诺。

（2）"创新"理论或"国际先进"疗法：如借用"净血疗法""高科技

生物疫苗疗法""中药脱敏内调""德国三氧疗法""破解基因病变密码""还原渗透疗法"等"新奇特"疗法来治疗皮肤病及性病，或明示、暗示包治百病，适合所有症状等。

（3）扯虎皮做大旗：利用医药科研单位、学术机构、军警机构等部门称号，或者所谓"国宝级"专家、医生、患者的名义、形象为产品的功效作证明和肯定，有时还现场展示"好多成功案例""真人秀"等；或者声称该产品被某学术机构、政府部门、医疗机构或医生等推荐为治疗疾病、康复保健的唯一或最佳产品等内容；或自封"重点专科医院""官方指定医院""专病科研基地"等；或有各类"联合国或国家级大奖"获奖内容等。

（4）有比较、有数字：往往贬低同类产品，与其他药品进行功效和安全性对比，有药品使用前后的比较等内容；宣传治愈率、有效率等治疗效果的具体数字，或宣称保证治愈。

2. 添加激素或抗癌药的"神药"特征

糖皮质激素（以下简称激素）具有强大的抗炎特性，可迅速抑制很多皮肤病症状，如抑制丘疹的发展和减轻瘙痒，收缩血管，使红斑消失，堪称短期见效的"万能神药"。然而激素不能消除病因，一般也不宜使用于面部，如反复不当外用，可造成号称"第五大皮肤病"的激素依赖性皮炎，即出现激素依赖现象，相当顽固，难以治愈。停用激素或减量后皮肤出现潮红，反复发生红斑、丘疹，皮肤萎缩变薄、毛细血管扩张，痤疮泛发，酒渣鼻样改变，色素沉着或脱失，面部皮肤出现萎缩纹、毛囊炎性脓疱等，在继续使用激素或加量后缓解，但皮肤变得极度敏感、皱纹增多、老化加快。老年人吸收过量激素后易诱发医源性糖尿病、医源性骨折、颅内血压升高等。

外用激素须谨慎，而随意口服更不安全。某些虚假广告中的药品剂型多是胶囊，里面的成分难以知晓；某些号称无毒副作用的"纯中药制剂"，患者服用1周后可能觉得止痒止疼效果非常好，迅速消炎，同时有欣快感、兴奋、饭量增加、面部逐渐变胖等，但长期不当使用则会形成"满月脸，水牛背"，引发胃溃疡、骨质疏松、股骨头坏死、高血压、高血糖、高血脂，以及免疫力下降、易感染等。

某些"祖传秘方"等"纯中药制剂"，或是号称国外代购的所谓皮肤病"特效药"等，违规添加超量的抗癌药（如甲氨蝶呤）。银屑病患者使用1周后效果不错，但是有困乏的感觉，再使用1周后似乎达到接近治愈的状态，这时困乏的感觉加重，头发掉落数量增加，食欲下降，甚至有出血倾向等。如果去检查血常规和肝肾功能，可能就会发现问题：三系细胞（白细胞、红细胞、血小板）减少，肝肾功能受损。如继续服用多个疗程，可能导致肾衰、肝硬化、严重出血和感染等，危及生命，让人后悔莫及。

当然，正规三甲医院皮肤科治疗皮肤病也使用激素类和少量免疫抑制剂（抗癌药），但是只针对特定的适应证，并在使用前后做各种检查和化验，及时调整安全用量，且对肝肾功能不正常、白细胞水平偏低、糖尿病、高血压、胃溃疡患者等都是禁止使用的。选择使用也根据患者的年龄、体质、病情轻重、用药史等种种情况综合决定用量、使用时间、使用部位及如何减量等。皮肤科使用免疫抑制剂时用量审慎，如每周 1 次、每次 2 片甲氨蝶呤，用药期间还要定期化验血常规和肝肾功能；而游医或虚假广告中的医疗机构等可能让患者每天服用 2 片且从不安排化验观察，患者出现副作用所致症状时可能已经形成不可逆的肾衰或肝硬化了。所以说，有病不可乱投医。

五、家庭常备皮肤病用药

小芳的晚餐是一顿海鲜大餐，心满意足后回家已是凌晨，睡觉前皮肤突然出现大片的红斑和风团，且奇痒难忍，可是家里没有药，只好扛着一夜未眠。第二天到医院排队就诊，等待时抓耳挠腮，坐立不安，终于轮到她就诊的时候，勉强挤出笑脸，双手依然在身上不断地摩擦和搔抓。皮肤科医生一看就知道她得了急性荨麻疹，用药后症状很快得到缓解。

这个案例提示，家庭药箱应该日常准备一些应急药物包括皮肤科用药，以应对一些突如其来的皮肤病。推荐备用药物如下。

1. 抗过敏药

抗过敏药主要是抗组胺药，即 H_1 受体拮抗药，可分为第一代、第二代、第三代。

常用的第一代 H_1 受体拮抗药有氯苯那敏、苯海拉明、多塞平和赛庚啶等，会引发明显的嗜睡、镇静等不良反应，影响用药者的日常生活和学习与工作。

常用的第二代 H_1 受体拮抗药有氯雷他定、西替利嗪、咪唑斯汀等，具有长效、无中枢镇静作用的优点，但可有一定心脏毒性。

第三代 H_1 受体拮抗药有地氯雷他定（商品名为"芙必叮"）、非索非那丁、去甲基阿司咪唑等，药理作用与第二代药品相似，但作用更强，副作用更少。

一般而言，选择无镇静作用的第二代 H_1 受体拮抗剂即可。此外，维生素 C 也有一定抗过敏作用。

2. 含激素的外用软膏

含激素的外用药膏主要包括糠酸莫米松、丁酸氢化可的松、地奈德、曲安奈德益康唑乳膏、卤米松乳膏等。含激素的外用软膏主要针对皮肤过敏，如虫咬皮炎、局限性湿疹等。注意含激素的外用软膏不是万能药，不能长期反复使用，尽量避免在面部使用，同时尽量使用弱效的含激素的外用软膏。

切记并不是所有瘙痒性的疾病都是湿疹，还有可能是真菌感染。例如，大腿根的股癣是不可以用含激素的外用软膏治疗的，否则反而会使病情加重。

3. 炉甘石洗剂

炉甘石洗剂外用有抗炎消肿、收敛止痒的作用。炉甘石洗剂对多种皮肤病均有很好的治疗效果，如湿疹、荨麻疹、虫咬皮炎、过敏性皮炎和痱子等；也可辅助用于皮肤感染、脓疱疮等，增强杀菌作用；用于病毒性皮肤感染如带状疱疹、水痘、单纯疱疹相应皮损的抗炎消肿、干燥止痒；配合抗真菌药物，用于真菌感染性疾病如体癣、股癣、足癣等的干燥止痒。该药为混悬剂，使用前需将其摇晃均匀。

4. 抗真菌药

抗真菌药即治疗"脚气""灰指甲"及股癣等真菌感染的"脚气膏"类药物。可常备的外用药包括硝酸咪康唑（达克宁）、联苯苄唑（美克）、盐酸特比萘芬（兰美抒、丁克）、萘替芳酮康唑（必亮）等。使用时可以联合两种药膏同用，疗效更好。真菌感染时，切忌使用治疗湿疹的激素类软膏。至于口服的抗真菌药物，比如伊曲康唑或者特比萘芬是处方药，应在医师的指导下使用，不应自行盲目购买。

5. 抗细菌感染药

细菌感染相关的皮肤病也不少见，比如毛囊炎、疖子、脓疱疮和丹毒，还包括偶尔碰撞或者因为瘙痒搔抓导致的皮肤破溃。预防性的治疗都离不开抗细菌的药物，也就是常说的"消炎药"。红霉素软膏（金霉素眼膏浓度太低，不太适合皮肤外用）、莫匹罗星乳膏或者夫西地酸乳膏等都是很好的抗感染的外用药物，可作为家庭必备药物。可储备口服抗生素（阿莫西林、头孢菌素、红霉素等），但不要自行盲目服用，以防药物过敏或造成细菌耐药。

6. 抗病毒药

病毒感染性疾病也不少见，比如常说的嘴唇起疱"上火"就是典型的由单纯疱疹病毒感染引起的单纯疱疹，还有带状疱疹、水痘、手足口病等，所以也应该常备外用的抗病毒药膏如阿昔洛韦乳膏、喷昔洛韦乳膏等。

此外，家庭常备的皮肤科用药还有用于防治面部过敏的硅油乳膏和控制青春痘的班赛凝胶等。需要指出的是，家庭常备药物只是应急用的，而最佳的办法还是及时到正规医院皮肤科就诊，以免延误病情。

参 考 文 献

[1] 张学军. 皮肤性病学［M］. 7版. 北京：人民卫生出版社，2008.

[2] 张锦海，曹勇平，斯友良. 24种传染病防治［M］. 苏州：苏州大学出版社，2024.

[3] 赵辨. 中国临床皮肤病学［M］. 南京：江苏科学技术出版社，2009.

[4] 王西京. 一本书读懂皮肤病［M］. 郑州：中原农民出版社，2012.

[5] 张景明，陈震霖. 常见皮肤病防治120问［M］. 西安：第四军医大学出版社，2011.

[6] 韩世荣，马科党. 常见皮肤病防治300问［M］. 西安：陕西科学技术出版社，2015.

[7] 姚春海. 护肤美肤与皮肤病防治［M］. 北京：金盾出版社，2000.

[8] 陆小年，徐金华，中华医学会皮肤性病学分会性病学组. 尖锐湿疣治疗专家共识（2017）［J］. 临床皮肤科杂志，2018，47（2）：125-127.

[9] 王广进，张虹，亓兴亮，等. 658例化妆品皮肤不良反应临床分析［J］. 中国麻风皮肤病杂志，2015，31（1）：8-10.

[10] 徐海环，刘淑红，张继红. 安徽洪灾救援行动中参战官兵皮肤病发生情况分析［J］. 解放军预防医学杂志，2017，35（12）：1551-1553.

[11] 刘振锋，刘兆强，邓扬. 某医院军人患者心身性皮肤病调查分析［J］. 人民军医，2016，59（2）：118-119.

[12] 郑志忠，李利，刘玮，等. 正确的皮肤清洁与皮肤屏障保护［J］. 临床皮肤科杂志，2017，46（11）：824-826.

[13] 张晓荣，陈文琦. 早期应用加巴喷丁治疗老年带状疱疹神经痛的效果［J］. 中国医药导报，2015，12（26）：4-7.

[14] 汤洁，夏苏红，曾荣，等. 某皮肤病专科医院2013—2017年出院患者疾

病构成分析［J］．中国医院统计，2018，25（4）：305-307．

［15］戴洁，陈文琦，余洁．窄谱中波紫外线联合枸地氯雷他定及润燥止痒胶囊治疗老年糖尿病性瘙痒症疗效观察［J］．现代中西医结合杂志，2015，24（21）：2281-2283．